其實，「硬骨頭」才是最適合學瑜伽的身體

硬骨頭專用

瑜伽

YOGA

大全

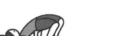

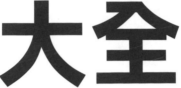

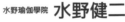

水野瑜伽學院 **水野健二**
KENJI MIZUNO

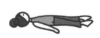

楓書坊

前　言

　　不少人練了瑜伽後身體變靈活柔軟，但另一方面，持續練習瑜伽多年，身體仍舊硬梆梆的還是大有人在。以我為例，我教授瑜伽40餘年，身體絲毫沒有變柔軟，依舊硬骨頭一把。近年來更因為老化的緣故，身體變得更加僵硬，幾乎已經做不來年輕人擅長的後彎體式。

　　大家普遍認為：「練瑜伽的人身體理當很柔軟，更別說是瑜伽老師，肯定任何姿勢都游刃有餘。」但以我的身體狀況來說，早在我練瑜伽之前就是全身硬梆梆，雖然開始教授瑜伽後稍微變得柔軟些，但也絕對說不上是柔軟。

　　或許多虧每天持續練習，過去這幾年我終於做到好幾種有生以來初次完成的瑜伽體式。能夠做到向來辦不到的事，那個瞬間對任何歲數的人來說，都是令人開心又興奮不已。

　　對身體硬梆梆的人來說，「讓身體變柔軟」是目標也是希望。看得到進步就很開心，稍微有些改變就會欣喜若狂。

　　相較於此，身體天生柔軟的人明明可以輕鬆做到各種姿勢，卻也只能平淡無奇地反覆著各種體式。有些人甚至認為：「這麼簡單的姿勢為什麼做不到呢？」「這麼簡單的姿勢，根本是浪費時間！」往往在體認到瑜伽的真正樂趣、接觸瑜伽的身心靈合一之前便轉身離開瑜伽世界。我認為這樣實在太可惜了。

　　現實中有不少人活用天生軟骨頭投入瑜伽教學工作中，我身邊也不乏這一類的瑜伽老師，然而隨著時間流逝，他們一個個陸續離開瑜伽這個領域。身體柔軟的人擅長做出各種體式，卻多半無法讓身體僵硬的人變柔軟。這恐怕是因為他們無法體會和了解硬骨頭學員的身心狀況，甚至對此也不感興趣。

　　這時身體天生僵硬的我反而有種「慶幸自己是硬骨頭」的想法。因為僵硬，我才有機會嘗試各種活動身體的方法和思考方式，進而從中研究硬骨頭

也能輕鬆又舒服完成體式的方法。所以，有「慶幸自己是硬骨頭」這種想法的我並非不服輸，而是真心認為硬骨頭是瑜伽賦予我「得天獨厚的身體」。

對我而言，練習瑜伽體式的時間，也是自我探索的時間。例如我常在練習瑜伽時捫心自問「柔軟究竟是什麼感覺」，思考「身心調和是什麼意思」，而且基於「人類的動作和動物的動作有什麼差異」、「能否從嬰兒動作中獲得啟發」、「剛才那一瞬間該怎麼呼吸才好」、「這對骨骼和肌肉是不是太困難了」、「或許還有更輕鬆的活動方式」各種觀點去思考體式並加以嘗試。在這些過程中，透過自己的身體所獲得的感覺和經驗，都是我目前瑜伽教學中最寶貴的財富。

在未來的日子裡，我將繼續享受邊練習瑜伽邊自我探索的愉快片刻。

而在我開辦的水野瑜伽學院中，不乏練了幾十年瑜伽，筋骨仍舊沒變柔軟的學員。有些80多歲的學員甚至感嘆說：「做不到的體式逐年增加，真叫人感到落寞。」

我曾問過其中一人：「為什麼還持續堅持來練瑜伽呢？」他告訴我：「瑜伽讓我感到舒暢，而且練完隔天身體變得十分輕鬆，做起事來也更有效率。」

以我的立場來說，我希望持續來練瑜伽的學員能夠漸漸擁有柔軟的身體，然而事情沒有想像中順利時，學員難免對身為指導者的我心有不滿，但我還是想告訴大家「瑜伽的目的並非只是追求柔軟度」，光是讓身體變輕鬆的這一點就已經為我們的生活帶來相當大的貢獻。

另外一位年輕學員的弟弟也這麼對他說：「哥哥你練瑜伽的那一天都不會愛生氣。」這位學員容易緊張且焦躁不安，但透過瑜伽他學會放鬆自己，讓心境變得更加從容不迫。由此可知，具備放鬆自己的能力，對人際關係和工作都非常有幫助。

接下來，對於即將開始接觸瑜伽的人，以及曾經練過瑜伽，但休息一陣子後想再重新開始的人，誠心建議你們先從培養每天練習體式的習慣開始。

對天生筋骨硬的人來說，活動身體本身就是件苦差事，因此常有人反應肩部、腰部不舒服。身體僵硬（＝肌肉緊繃）的人全身聯動性較差且容易疲勞，因此心境上相對消極許多。隨著身體的僵硬緊繃，心情也更加委靡不振，若要斬斷這樣的惡性循環，建議大家每天抽空練習瑜伽體式，時間不長也沒關係。

先從1天5分鐘開始吧，每天花5分鐘好好面對自己的身體。這本書除了包含基礎中的12種基礎瑜伽體式外，也收編水野瑜伽學院裡深受學員喜愛的瑜伽課程，總結彙集成一本瑜伽大全。我想在這之中，必定有一至二種能夠讓大家身心感到無比舒暢的瑜伽體式，哪怕只有一、二種，也建議大家嘗試看看。

實際操作後，或許會因為了解自己「無法立即變厲害」而感到沮喪，或者覺得沒有預期中有趣且又困難，但千萬不要半途而廢，務必「1天5分鐘」堅持下去。

確實完成這些體式，身心必然有煥然一新的舒暢感。持續每天累積這種感覺，肯定會有所進步。當身體變輕盈，能夠掌握如同按摩般的舒暢感時，任何瑜伽體式都將變得輕而易舉，每一天的生活也會一點一滴產生變化。將身心自禁錮中解放，讓每一天都充滿朝氣。我認識不少人都是歷經這樣的變化，進而慢慢成長並發揮真實的自我。

我所學習的沖瑜伽，是已故的沖正弘老師所創立的流派。老師獨自設計的生活瑜伽（將瑜伽融入生活中），再加上老師自身的強烈個人魅力與說服力，促使這套瑜伽逐漸流傳至日本國內各地，甚至國外。

沖瑜伽的標語是「不逞強、不白費體力、持之以恆」，代表的含義是「就

算著急逞強做，也不會獲得想要的結果」，以及「勿心存遊戲的心態，而是認真持續練習，假以時日必能一步步接近目標」。每天持續累積經驗，必定能期待美妙的變化。

　　另外，「瑜伽不會背叛人」，這是長年持續瑜伽運動的我的一點個人看法。如果有背叛的感覺，說得嚴厲點，那是因為自己對於達成目標的速度和成果過於執著，因為心急或中途放棄而沒能發現好不容易獲得的小小成果，亦或是對於自己的小小成果，無法坦率地感到開心。

　　提高身心和諧，在生活中發揮自己所擁有的最強本能——這也是這本書的宗旨，希望教導大家如何活出自己的風格。透過瑜伽認真面對自己的心靈與身體，在蓄養精力的過程中，總有一天會有「慶幸自己的身體天生就很僵硬」、「慶幸一開始沒有事事如願以償」的深刻體驗，而所有過程也都將成為彌足珍貴的寶藏。讓我們以瑜伽作為一盞指引的明燈，共同踏上尋找寶藏、探索、感受喜悅，並以此為心靈糧食的旅程。

水野　健二

本書是《体が硬い人のためのヨガ Basic Lesson》和《体が硬い人のためのヨガ Extra Lesson》兩本書合訂後的重編修訂本。

CONTENTS

第 1 部 基礎課程 Basic Lesson

第 1 章 掌握瑜伽體式的重要關鍵點

CONTENTS

 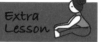

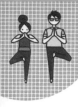

本書瑜伽・課程的特色和注意事項

凡事起頭最重要，首要之務是擁有基本知識。

開始實踐本書介紹的瑜伽之前，懇請大家務必熟讀以下注意事項。下述表格分別為【進行瑜伽之前的注意事項】和【練習瑜伽體式過程中的注意事項】。

這些注意事項有助於保護大家的身體，並且發揮體式最大功效。我認為練習瑜伽的人必須遵守這些注意事項，重視並善待自己的身體，這也是精進瑜伽技巧的重要前提。下述內容為非常基礎的注意事項，但即便是長年練習瑜伽的老手也可能有所疏忽，因此懇請大家務必熟讀並牢記在心。

進行瑜伽之前的注意事項

1	**飯後不要立刻做瑜伽**	飯後至少間隔1小時以上再做瑜伽，並且以腸胃不會不舒服的情況為前提。
2	**喝酒後不做瑜伽**	自己覺得已經酒醒，但由於酒精仍殘留體內，這時候做瑜伽是非常危險的行為，因此嚴禁酒後做瑜伽。
3	**泡澡後盡量不做瑜伽**	泡澡後若要做瑜伽，建議間隔30分鐘以上，待呼吸和體溫恢復正常。
4	**身體不適或身體疼痛時盡量不做瑜伽**	在能力所及的範圍內做瑜伽，不逞強不過度。
5	**在身體不會感到寒冷的溫度，不會腳滑的場所做瑜伽**	赤腳做瑜伽或使用瑜伽墊都可以，腳下安定有助順利完成瑜伽體式。

練習瑜伽體式過程中的注意事項

1	**不要逞強做出完美的瑜伽體式**	過程中感到疲累時,務必立即休息片刻。覺得體式有難度,不勉強一次做到位,先有個雛形就好。不逞強且有耐心地反覆練習,才是達到完美的捷徑。
2	**千萬不做誘發劇烈疼痛的動作**	在稍微疼痛且很舒服的範圍內量力而為。劇烈疼痛反而容易使肌肉因緊張而繃緊,而一旦感覺麻痺,身體會愈來愈僵硬。
3	**保持柔和的表情,舌尖盡量貼於門牙內側**	舌尖貼於門牙內側是為了避免動作時不自覺咬緊牙根。另外,保持柔和的表情有助舒緩大腦的緊張和放鬆全身肌肉。
4	**除了「放鬆體式」外,練瑜伽時盡量睜開雙眼**	緊閉雙眼練瑜伽容易造成身體因失去平衡而無法做好瑜伽體式。

上述內容為筆者個人所歸納的注意事項。

確實發揮「感覺力量」的同時,認真與自己的身體進行對話!

本書的使用方法

第Ⅰ部為瑜伽的12種基本體式，以及方便融入日常生活中的瑜伽動作。不需要全部做完，1天只練習5分鐘，請先從基本體式開始挑戰。

體式的完成型

介紹瑜伽體式的名稱和體式完成型。

體式的意義

說明該瑜伽體式所具有的功效，以及練習體式時應該多加留意的訣竅和情景。

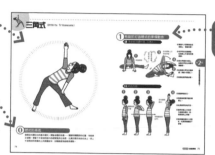

有助於打造體式的準備動作

打造體式完成型之前的準備動作。先按部就班地從這些動作做起。

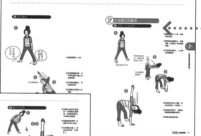

打造體式的動作

解說打造體式的分解動作。硬是使用蠻力完成體式，反而容易造成不舒服。請務必仔細了解各個動作的細節以避免發生這種情況。

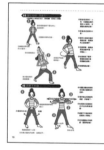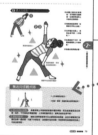

無法完成體式時

無法完成體式或雖然勉強做到卻造成不舒服時，請詳閱這裡的動作解說。

依目的而異的活用方式

為了健康，想持續每天輕鬆練習

1天5分鐘左右，從第Ⅰ部基礎課程的基本體式中任選一種（盡可能每天挑選不同的體式）開始練習。

想嘗試體驗完整的瑜伽課程

休假日中騰出完整的時段，嘗試練習第Ⅱ部輔助課程。大家可以試著挑戰第Ⅱ部第3章「緊實身體」的正統瑜伽。

就是想要讓身體變柔軟！

除了第Ⅰ部基本體式外，試著加入第Ⅱ部第2章的「體式研究」。透過掌握整個過程，幫助自己了解「自己的身體為什麼如此僵硬」。

第Ⅱ部介紹瑜伽課程的概要、各種課程的補充說明和提示。請大家多加練習，進一步掌握精進體式的訣竅。

第1章

課程目的

介紹課程的構成、動作與目的。

課程流程

說明動作流程和要點。

動作重點

讓瑜伽動作更舒服流暢的重點。

老師，請教教我！

針對說明不夠詳細的部分進行補充，並且針對高難度體式給予建議。

體式的NG部分和改善方法

介紹容易失敗的部分和改善方法。

體式的意義、功效

介紹體式研究的要點和體式中應該仔細觀察的部位。

第2章

呼吸重點

解說適合各種體式的呼吸方法和標準。

打造體式的方法

介紹能夠輕鬆又舒服地做出體式的方法。

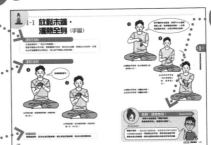

體式變化型

介紹體式研究的進階發展版（僅2-1部分）。

第3章

解說：動作的意義和功效

進行動作的意義和功效。

「良好動作」與「不良動作」

將「良好動作」與「不良動作」放在一起進行比較，幫助大家一眼掌握不同之處。

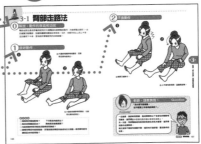

基礎課程
Basic Lesson

◆

第
一
部

掌握瑜伽體式的
重要關鍵點

第 1 章

 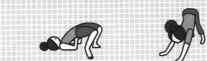

  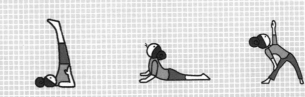

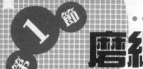

磨練感覺

pose（姿勢）宛如pause（休息、暫停）

練瑜伽時身體若無法隨心所欲擺動，多數人容易因為心情受到影響而驚慌失措，甚至為了更使勁活動僵硬部位而用力到面紅耳赤。

其實無法順利做出體式時，可以嘗試使用其他方法，然而某些人就是過於固執，沒有多餘心力改變慣用方法。但一味使盡吃奶的力氣彎曲身體，反而容易在緊張和急躁的影響下致使身體僵硬而無法完成體式（**圖1-1**）。

即便逞強做到體式完成型，也會因為身體疼痛、疲累而絲毫沒有舒暢感與滿足感。我想應該有不少人就是因為覺得：「瑜伽真痛苦，我受夠了！」受到挫折而中途放棄。我們透過自己的身體獲得「愉快」和「不愉快」兩種感覺。「愉快」指的是舒服、快樂、放鬆。泡澡、通體舒暢的按摩、開心的閒聊，身心因沉浸在愉快舒服的感覺中而澈底放鬆，這時候我們內心的豐富創造力和潛力也正在同步逐漸萌芽。

只要身心維持在穩定狀態，即便遇到突如其來的問題，也能及時靈機一動想出好的對策，甚至迫不及

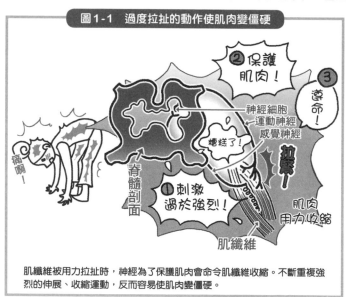

圖1-1　過度拉扯的動作使肌肉變僵硬

②保護肌肉！

③饒命！

①刺激過於強烈！

糟糕了！

神經細胞
運動神經
感覺神經

脊髓剖面

痛啊！

拉緊！

肌肉用力收縮

肌纖維

肌纖維被用力拉扯時，神經為了保護肌肉會命令肌纖維收縮。不斷重複強烈的伸展、收縮運動，反而容易使肌肉變僵硬。

待想要付諸實踐。亦或者能夠以不同於往常的觀點重新看待事物，讓心境更加輕鬆自在。

至於「不愉快」就不用多說了吧，不愉快就是痛苦、難過、不舒服。這些感覺對大腦有不良影響，不愉快的記憶會剝奪成長過程中的重要自信心，而不愉快的感覺過於強烈時，甚至還會限縮成長與發展潛力。

在我設計的瑜伽課程中，沒有任何瑜伽體式會讓人有好比苦行般的不愉快感覺，希望大家將練習過程視為一場尋找「愉快」寶物的旅程。除此之外，在課堂上我甚至不厭其煩地反覆詢問學員，練習當下有什麼樣的感覺，就是希望大家打造體式時，有意識地找出「愉快」的感覺並沉浸其中，以期最後能悠然自得地完全放鬆身心。為了達到最終目標，首要之務便是千萬不要逞強做出瑜伽體式，務必溫柔善待自己的身體。

這好比「北風與太陽」的故事，痛苦使人身心僵硬且蜷縮，而舒服則使人身心放鬆且解開束縛。

瑜伽中的各種動作，一般稱為

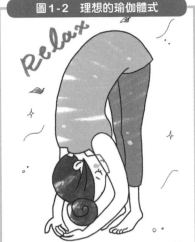

圖1-2　理想的瑜伽體式

身體放鬆，保持一定的姿勢後進入「休息」狀態，並且「暫停」腦中那些時而浮現又時而消失的各種雜念。

體式，英文是pose，同時也具有「姿勢」的意思。另一方面，音響、視聽設備有近音字pause的按鍵，代表的是「休息、暫停」。我認為打造瑜伽體式時，比起強調「姿勢」，更應該將重點擺在「休息、暫停」的場景（**圖1-2**）。當身心穩定且專注時，我們方能獲得最佳放鬆效果。

改變身體的感覺和語言

美國知名身心障礙家、教育家海倫・凱勒，自幼經歷「眼不能看、耳不能聽、口不能說」的三重痛苦，據說她初識蘇利文老師之前，只認識屈指可數的幾個單字。

蘇利文老師讓海倫用手接觸各種事物，並透過在海倫手掌上寫字的方式教她認字。「這是洋娃娃，然後洋娃娃這麼寫。這是水，然後水這麼寫……」

海倫利用老師教她的單字來磨練自己的能力，甚至學會了說話，日後更以第一名的成績完成大學學業，獲得文學學士學位並以政治家的身分活躍於全世界。

從她們的故事中可以得知人類具有無限的可能性，隨著年齡增加而持續成長。除此之外，感覺和語言在學習事物上扮演著舉足輕重的重要角色。

品嚐最愛的食物或觸摸冷熱分明的物體時，強烈又明顯的感覺讓我們可以簡單判斷愉快或不愉快。反之，感覺薄弱又微妙時，要釐清愉快／不愉快實非容易之事（**圖 1-3**）。

畢竟單憑「薄弱又微妙的感覺」難以清楚判定是愉快或不愉快，再加上這種感覺可能瞬間出現在身體某部位後又立即消逝。除非自己刻意掌握，否則往往在不特別造成任何影響的瞬間就一閃而逝。

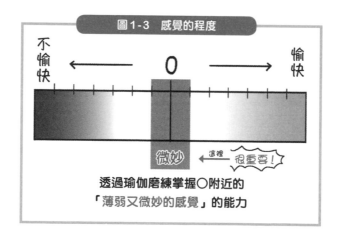

圖1-3 感覺的程度

不愉快 ← 0 → 愉快

微妙 ← 這裡 很重要！

透過瑜伽磨練掌握〇附近的「薄弱又微妙的感覺」的能力

然而我認為掌握這種「薄弱又微妙的感覺」並加以活用是非常重要的。活躍於各領域的第一線人員更需要這種每天磨練感覺的訓練。

除此之外，使用身體時若能活用「薄弱又微妙的感覺」來調整動作和姿勢，肯定能夠更輕鬆愉快地活動身體。

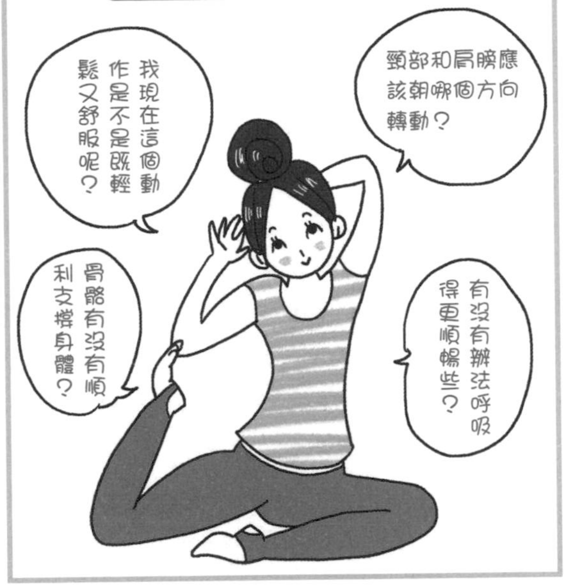

掌握「薄弱又微妙的感覺」時，有一種工具特別有用，那就是「語言」。

「薄弱又微妙的感覺」這個概念在我們加上「還算愉快」、「不太愉快」的說明，以及「雖然痛卻很舒服」、「覺得很緊繃」等感覺描述後始變得清晰明確。另外再透過與其他感覺互相比較，不僅能區別哪一種比較好，還能藉此作為磨練自身能力的機會（**圖1-4**）。

話說如此，在這忙碌的現代生活中，持續尋找「薄弱又微妙的感覺」實非容易之事。所以，希望大家善用1天5分鐘的瑜伽體式練習時間，好好磨練自己的感受力。

打造好體式後，盡可能鉅細靡遺地掌握出現在自己身體上的感覺，並試著透過語言讓感覺更明確。就算1天只練習5分鐘，持續累積經驗必能提升能力。而持續磨練感覺和語言，也肯定能夠改善身體的姿勢和動作。

小孩不斷重複同樣的遊戲也不會感到厭煩，主要是因為他們每次都能從中發覺新鮮的「愉快」感覺。身為成人的我們也要效法孩子般的心情練習瑜伽，試著從每一次的練習中尋找愉快的感覺。

圖1-4 用語言磨練感受力

- 我現在這個動作是不是既輕鬆又舒服呢？
- 頸部和肩膀應該朝哪個方向轉動？
- 骨骼有沒有順利支撐身體？
- 有沒有辦法呼吸得更順暢些？

從失敗經驗中磨練感受力

有時候失敗才能有所察覺，常言道「失敗是成功之母」。

我的瑜伽老師沖正弘先生在學員因受傷或疾病前來找他諮詢時，總是說：「這樣很好。」因為損傷和疾病都是可遇不可求，並非我們能刻意營造的機會。而且老師還會這樣鼓勵學員：「挑戰、失敗和記取經驗，都是我們人生中必經的歷鍊之路。在學習過程中，透過不斷的嘗試錯誤來找出解決問題的方法。」

師事沖老師的期間，我學到一個非常重要的法則「時機、分量、程度」，意思是「在適當的時機，做適當的分量，依自己所需的程度，以期使身心達到最佳平衡」。練習瑜伽時意識著「時機、分量、程度」，有助於轉眼間突然完成原本以為做不到的動作。

我們的身體動作主要受制於神經迴路，剛開始挑戰新動作時，容易覺得提心吊膽且肢體不靈活，但隨著反覆練習，只要大腦建立好新的神經迴路，動作自然變流暢，而且還能在習慣之後發展出進一步的精緻動作。

請大家思考一下騎腳踏車的過程，應該不難理解「習慣成自然」這種神經迴路的發展。即便剛開始不會騎車且摔個不停，但隨著反覆練習，最後總算能順利起步。

再變得厲害一點時，還可以放開單手，甚至放開雙手騎車，在這當下應該沒有人還思考著「重心是否穩定」這種問題吧，而是單純覺得「自己好像辦得到，試試看吧！」結果就在不知不覺間學會了。

這個道理同樣適用於打造高難度的瑜伽體式（**圖 1-5**）。最重要的是在「覺得自己好像做得到」的時機點努力嘗試一下。

隨時保持好奇心，並且持續探索「更舒服」、「更輕鬆」的動作。活動身體時意識著愉快的感覺，有助維持整體動作的平衡。而平衡的動作不僅讓做的人感到舒服，也會讓觀看的人覺得賞心悅目。

練習瑜伽動作時，還有一件重要的事，那就是記取失敗經驗並活用至下次練習的意志力。其實每個人

都具備這種意志力，但凡事不會失敗，能夠輕易克服各種困難的天才，往往在某個程度就會停止成長。明明有能力精進，明明還有練習成長的空間，卻在達到一定程度後就放棄，實在很可惜。

另一方面，平凡人必定會歷經失敗，但再平凡的人只要具備上述意志力，透過挑戰並不斷嘗試錯誤，最終仍舊有希望達成目標。不斷累積錯誤，凡人也能超越天才。加油！今日的凡人，明日的天才。

圖1-5　挑戰高難度瑜伽體式（例如：單手上弓式）

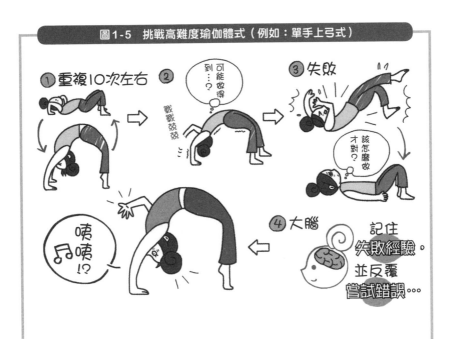

① 連續做10次左右的一般上弓式。先以「輕鬆完成」為目標，再進一步達到完美。
② 覺得可以做到單手上弓式時，試著將其中一隻手離開地面。
③ 失敗的話，讓大腦基於這次經驗，重新挑戰。
④ 大腦修正想像畫面，重新命令神經進行動作的微調。
⑤ 第2次的單手上弓式會比第1次順利許多。不斷重覆嘗試錯誤，幾次過後自然就能做得輕鬆又順暢。

身體僵硬
是進步的一大優勢

數年前，水野瑜伽學院曾經主辦一場研習會。參加者的其中一人僅透過數週的練習，就學會大家公認的高難度瑜伽體式——單腿鴿式（圖1-6-**C**）。

參加研習會的成員之一H小姐自研習會的2～3週前開始練習單腿鴿式體式。她先嘗試用單手抓住向後伸展的後腳（圖1-6-**A**），但整體姿勢和完成型相去甚遠。

H小姐不氣餒地持續練習，不斷重覆操作體式中的細節動作。好比聚沙成塔般，持續累積的經驗讓H小姐在研習發表的2～3天前終於能夠順利做出單腿鴿式完成型。

接下來，將以圖1-6為大家解說H小姐的練習步驟。請大家特別留意**A**至**B**的過程。

多數人常因為手肘卡鎖不能動，難以順利進展至**B**階段，而且往往因為沒有進展而中途放棄，但H小姐絲毫不放棄，仍舊堅持不懈地持續練習。

她透過不斷小幅度移動手肘的方式，試著憑感覺去探索體內也稍微跟著移動的部位（腰部或下巴等），然後暫時將注意力擺在這些部位直到卡鎖感覺緩解為止。覺得緩解且稍微能活動時，開始宛如搖晃般輕輕移動，當進展至能夠順暢活動後，再次憑感覺探索其他同樣

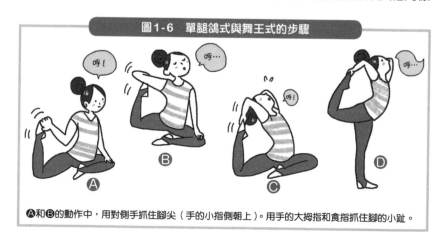

圖1-6　單腿鴿式與舞王式的步驟

呼！　呼⋯　呼！　呼⋯

A和**B**的動作中，用對側手抓住腳尖（手的小指側朝上）。用手的大拇指和食指抓住腳的小趾。

表1-1　將身體僵硬的特色活用在體式上的3個要點
❶ 不要靠力量活動身體，而是要輕柔且小心地移動
❷ 透過微微地活動身體以緩解僵硬部位
❸ 逐漸擴大感覺「緩解」的範圍

能夠稍微移動的部位……不斷持續累積這樣的過程。

只要努力不懈，就有希望做到◉的單腿鴿式和◉的舞王式。H小姐表示：「能夠感覺到喉嚨一帶確實伸展。」

練習高難度體式時，不少人常因為心急且單靠力量企圖將姿勢做到位，但我相當不推薦這樣的作法。因為單靠力量活動身體，反而容易對身體造成數天內動彈不得的傷害。

H小姐的練習方式完全體現了瑜伽的名言「不逞強、不白費力氣、持之以恆」。

但老實說，通常大家學會某種瑜伽體式後，便會不自覺地開始比較自己和他人的柔軟度。筆者認為身體柔軟不代表一切，在瑜伽世界裡，除了「柔軟度」，「堅韌」和「感受力」也同樣重要。

舉例來說，有些人身體柔軟是與生俱來，不費吹灰之力便能做出各種瑜伽體式，但相對來說他們的肌肉所具有的「收縮力」天生薄弱。正因為難以在運動中收縮肌肉，才得以輕鬆做出各種體式。

然而身體柔軟的人並沒有占盡優勢，由於體質的關係，他們不擅長強化肌肉，他們也無法像H小姐一樣能體驗「透過感覺讓身體變柔軟」的過程和身體真正變柔軟的喜悅。

基於長年教授瑜伽的經驗，我認為唯獨身體僵硬的人才有福氣感受這一切。如同H小姐，以「僵硬」為契機來磨練自己的感受力，並享受身體逐漸變柔軟的喜悅與樂趣。所以我希望身體僵硬的人更應該擁有自信和希望來努力挑戰瑜伽。

第2節 活用想像力

將想像力體現於身體上

在瑜伽學院裡，我們再三提醒初次接觸瑜伽課程的學員「不要用做體操運動的方式來練瑜伽」。也就是說用「有動就好」的感覺輕鬆活動身體，無須刻意，也不要用力，感受自身重量和感覺的同時，順勢做出瑜伽體式。只要用心、溫柔、仔細去做，身體自然會立即反應我們的想法。

現在讓我們透過**圖1-7**和**1-8**的實驗，真正體會一下這種感覺。

親身感受想像力體現於身體上的樂趣與真實感。

心靈與身體緊密相連且互相影響，而「想像」正是心靈與身體之間的連結橋梁。專注於想像時，腦中描繪的景象會清楚體現於身體上；但受到偏執和拘泥束縛的話，反而無法順利展現。運動界中也有類似的說法，「我想要變成那樣！我想要這樣做！」的強烈自我意識反而容易妨礙身體動作。

說到想像力，大家首先聯想到的應該是意象訓練吧。意象訓練指的是不活動身體，而是先在腦海中演

圖1-7　將想像力體現於身體上

①以手腕處為起點，雙手合掌緊貼，比較一下雙手的中指長度。
②對著較短的那一側，邊許願「變長～」邊吹氣。
③再次比較雙手的中指長度。發出「喔喔～」的歡呼聲時，即身心順利合而為一的最佳證據。

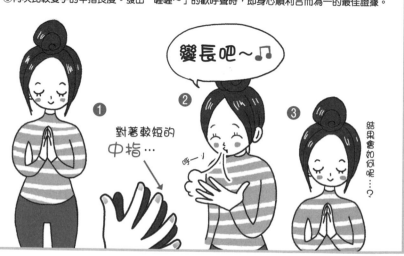

練實際進行的身體動作。在不會造成肌肉緊繃和疲勞的狀態下，打造讓肌肉順暢活動的神經迴路。

為了進行有效的意象訓練，首要之務是打造類似身臨其境的感覺。除了視覺、觸覺（動作）、聽覺、嗅覺，有時甚至是味覺（口中狀態），都要具體呈現於腦中。腦中想像的情境愈真實，效果愈好。

要達到高水準的目標，當然必須心無旁騖地朝目標努力邁進，但另一方面也可以暫時接受自己目前所面臨的現實，並且靜待身體慢慢產生「變化」。

打造瑜伽體式的時候也一樣，不要貿然活動身體，先試著如同許願般在腦海裡想像。然後靜靜等待腦中描繪的體式圖像體現於身體上。

打造體式的時候，不斷重覆「想像後等待」的過程，並且盡可能仔細、冷靜地持續觀察逐漸產生變化的身體。

只要接納現實中的自己，在腦海中想像並靜靜等待，當心靈與身體順利連結時，想像自然會於某個瞬間展現於身體上。

透過各式各樣的瑜伽體式，盡情享受想像體現於身體上的過程吧。

圖1-8　將想像力活用在仰臥起坐上

原本很吃力的仰臥起坐，只要活用想像力也能輕鬆做到。

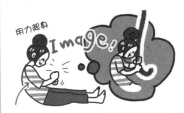

①想像拉住一條垂吊繩索以抬起上半身。

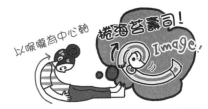

②想像喉嚨底部為中心軸，捲動海苔壽司的模樣。

如撕裂般疼痛時，乾脆裂開算了

挑戰不熟悉的瑜伽體式時，身體往往無法按照自己的想法移動，甚至還會產生刺痛感。

有些人遇到這種情況時，反而會更進一步繃緊肩頸，並拼命忍著疼痛。有些人則是自開始打造體式之前便提前繃緊身體，以迎接疼痛等各種感覺的來臨。

我們的身體很誠實，硬是做些心不甘情不願的事時，身體會因為緊張而僵硬。「謹慎戒備」是出於保護身體的本能反應，可以說是一種生命力的表現，但過於謹慎或戒備過於森嚴，對身體反而是一大負擔。

例如天冷時縮著身體比較溫暖，但天氣暖和時同樣縮著身體，別說保護身體，反而會適得其反地引起慢性肩頸僵硬或腰痛問題。

基於這個道理，平時容易不自覺用力的人或容易時時處於戒備狀態的人，一旦發現自己有這樣的情況，就要趕緊處理並加以改善。疼痛時全身緊繃沒關係，但疼痛趨於緩和後，要立即試著放鬆身體。只要有意識地採取這種處理方法，便能大幅改善身體的不舒服。

習慣上述方法後，接著挑戰疼痛時也能放鬆身體。俗話說「苦中作樂」，意思是困苦之中仍然可以找出樂趣。這句話算是人生真諦，而瑜伽體式可說是為了實踐這個真諦的一種練習（**圖1-9**）。

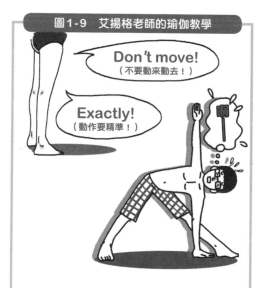

圖1-9　艾揚格老師的瑜伽教學

Don't move!
（不要動來動去！）

Exactly!
（動作要精準！）

參加舉世聞名的哈達瑜伽艾揚格老師的課程時，每一種瑜伽體式都要維持30分鐘左右，時間很長，所以相當吃力。但承受這樣的辛苦，以及為了盡可能尋索舒服姿勢的種種嘗試與體驗，為我帶來許多嶄新的發現。

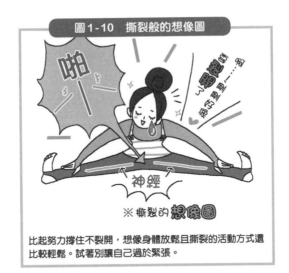

圖1-10　撕裂般的想像圖

啪！

啊啊啊痛死了……哈

神經

※ 撕裂的 想像圖

比起努力撐住不裂開，想像身體放鬆且撕裂的活動方式還比較輕鬆。試著別讓自己過於緊張。

順帶一提，「苦中作樂」是人類特有的思維方式。瑜伽體式中有犬式和貓式，但狗和貓其實不會做出這些瑜伽體式。理由很簡單，牠們討厭疼痛的感覺。我們人類和動物對於「痛苦」有極為不同的見解。唯獨人類才會積極活用痛苦以作為成長的動力。

另外，泡澡後身體放鬆且柔軟，這是因為在水裡不需要武裝身體，心情放輕鬆，身體自然跟著放鬆。據說喝醉酒時就算跌倒也不會嚴重受傷，就是因為身體放鬆不緊繃的緣故。

建議大家在身心都放鬆的狀態下練習瑜伽體式。感覺筋骨痛到快裂開時，不妨別再硬撐，乾脆想像全身筋骨鬆開撕裂（圖1-10）。在我的瑜伽學院中，曾經有學員表示：「痛到像要裂開……」我都半開玩笑地跟他們說：「乾脆全部裂開好了！」

之所以疼痛，全是身體僵持著「不想裂開」所造成。打造瑜伽體式時，全身像冷凍丸子般僵硬緊繃的話，實在太可惜了。讓自己的身體溫暖柔軟，必要時又能鬆開各自為政，透過這樣的想像力活動身體，既可以輕鬆愉快，也不容易囤積緊張和疲勞，更重要的是可以磨練身體感覺使其變得柔韌順暢。

以連接大地的形式伸展身體

想要磨練身體的感覺，或者提高感受力時，我通常會試著拉緊彈弓專用的橡皮筋並仔細觀察。看著橡皮筋拉到極限的彈弓，我發現施力最大的地方是橡皮筋固定於弓架上的部位。

打造瑜伽體式時，我腦中突然浮現這個景象，於是我便將這個靈感運用在活動身體上。

打造瑜伽體式時，單純的模仿形狀無助磨練身體的感受力。

在這個時間點上，形狀其實是次要的。

初次打造體式時，什麼形狀都無妨，接下來的過程才是重點。好比捏黏土般慢慢且仔細地這邊移動一下，那邊推回去一點，身體自然在不知不覺間變成最近似標準體式的形狀。

打造體式時，形狀固然重要，但比起「身體外側」的形狀，專注於呼吸和骨骼等「身體內側」，對打造良好體式更有幫助。

專注於身體內側的同時，隨著身體各個部位的用力與放鬆，我們便能從中慢慢體會身體應該收縮或應該放鬆的部位。就結論而言，身體應該收縮的部位只有肛門、腹部（下腹部）和喉嚨。除此之外的其他部位最好都是柔軟且放鬆的狀態。

順帶一提，肛門、腹部、喉嚨這3個部位收縮的狀態在瑜伽世界裡稱為三鎖印（Bandha）。

根據我的經驗，在腦海中想像「連接著大地」對進行三鎖印非常有幫助。

打造體式時，將注意力擺在足底、坐骨等與地板（大地）相連的部位，這樣不僅能確實感覺肛門、腹部和喉嚨的收縮，應該放鬆的部位也不會額外用力，活動身體時會更加輕鬆容易。

換句話說，想像身體與大地連接在一起並固定動作的起點，手腳和頸部等能夠活動的部位自然變得更加自由自在。

另外，想要輕鬆活動身體時，意識著以肛門、腹部、喉嚨的其中某一處為起點，然後試著像拉緊彈弓橡皮筋般活動身體（**圖1-11**）。比起不加思索地動作，這樣應該可以

順暢且舒服地活動身體。

若打造體式的過程中出現頸部、肩部或腰部疼痛現象，可能是因為身體應該收縮和應該放鬆的部位互相顛倒了。

遇到這種情況時，重新感受身體與大地的連接，再次挑戰三鎖印。

剛開始的實際感受力或許不強烈，但請先想像描繪並努力嘗試。想像力愈豐富，細節描繪得愈正確清晰，心靈和身體的合而為一會使身體動作更顯輕鬆自在。

建議大家好好珍惜這些細小變化的累積。

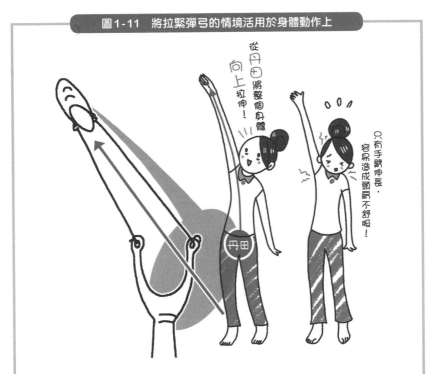

圖1-11　將拉緊彈弓的情境活用於身體動作上

從丹田將整個身體向上拉伸！

只有手臂伸長，容易造成頸肩不舒服！

丹田

拿取位於高處的物體時，單純伸長手臂容易造成頸肩因緊繃而不舒服。這時要活用拉彈弓的感覺，以丹田為橡皮筋的起點，從腹部向上拉伸。從腹部至背部～手臂～手指，將橡皮筋拉得愈長，愈能輕鬆拿取位於高處的物體。

活用重量

失敗，認輸，順其自然

上面這句話擷取自野口三千三先生的著作《野口體操　忠於重量》（暫譯，原書名《野口体操　おもさに貞く》）中的章節標題「失敗、認輸、順其自然、等待」。順帶一提，野口先生的著作總是能引起我心中的共鳴，是我至今在研究瑜伽體式路上的最佳參考範本。

「失敗，認輸，順其自然」這句話無論套用於何時何地都非常合理。以這種心態練瑜伽，不需要好勝心作祟也能樂在其中。就算不為了完美的目標而努力，就算因疼痛而退縮，就算姿勢不優美都無所謂，以輕鬆的心情去做就好。

然而大部分的人都討厭失敗，無法坦率說出「認輸」這句話。正因為在這樣的環境下長大，即便嘴上說「一切順其自然」，往往也只是應付了事的客套話。

宇宙如此浩大，一個人的力量終究有限，你當然可以奮力破浪前進，但一再被大浪沖走也是無可奈何的事。

物體所受的地球重力大小稱為「重量」，而重力是人類無可匹敵的巨大力量之一，但重量究竟是什麼？又會帶給我們生活什麼樣的影響呢？

請大家想像一下翻身的情景。藉由單側肩膀推壓床面，好讓另外一側的肩膀位於半空中，再進一步將身體向後轉才算完成翻身動作。正因為有重量，身體才能不費力地完成翻轉動作。

由此可知，在宇宙等沒有重力的地方翻身，應該是一件相當

圖1-12　將重量活用在動作上（例如：仰臥起坐）

有氣無力～

①仰躺在地，身體緊貼地面。

做到了～！

喔喔!!

用力！

②用力將整個腰部貼於地面，利用來自地面的反作用力使脊椎伸直，並藉此抬起上半身。

吃力的事。

而多虧我們身體的重量，我們才能如此行動自如又不會受到限制。

我們若能妥善利用重量，必定可以提高動作品質。舉例來說，從仰躺姿勢抬起上半身的仰臥起坐運動若能善用重量作用，身體感覺肯定截然不同（**圖1-12**）。「輕鬆又舒暢」才是真正的仰臥起坐。

前彎動作也可以善加利用重量。不少人常因「手碰不到地面／很想碰到地面」或是「很痛」而強迫自己去做，到最後只留下身體不斷哀鳴的局面。這和「失敗，認輸，順其自然」完全相反。這時不如乾脆以舒服的角度彎曲膝蓋，整體外觀雖然不優美，卻能輕鬆向前彎，上半身也能任憑重量的作用向下垂。不僅輕鬆舒服，又能確實做到前彎動作。

能否做到高難度的瑜伽體式，幾乎全取決於「是否善加利用自己的體重」。接下來將透過**圖1-13**、**1-14**向大家解說具體範例。

圖1-13　頭立式

用雙手前臂和頭貼於地面以維持平衡，透過連接地面的部位感覺身體重量。前臂和頭確實頂在地面，將腹部和雙腳向上伸直。

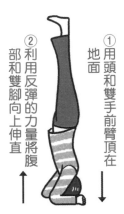

① 用頭和雙手前臂頂在地面

② 利用反彈的力量將腹部和雙腳向上伸直

圖1-14　上弓式

將手腳以「讓我壓住」的感覺貼於地面。帶著感謝、謹慎的心情打造上弓式。頸部自然放鬆，手肘伸直。

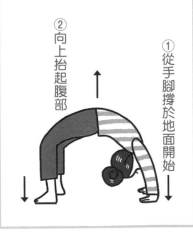

① 從手腳撐於地面開始

② 向上抬起腹部

利用「自然的力量」精進瑜伽體式

人類全身各部位都受到重力的作用。

無論眼皮或下巴，睏意來襲時，只要稍微一放鬆力量就自然下垂。另外，皮膚也隨著年齡增長而鬆弛，臉頰、胸部、臀部無一倖免全部都會逐漸下垂。

那麼，重力對我們是「有害無利」囉？不全然是這樣的。在《野口體操　忠於重量》中，作者可是稱重量為「神」。

重量是促使我們輕鬆活動的力量，也讓我們在各種動作中受益良多。

無視感覺而勉強活動，容易對我們的身體造成非常大的負擔。而重量、呼吸和想像三種力量能幫助減輕疼痛或傷害所造成的身體負擔，還能讓我們以更輕鬆舒暢的方式活動身體。

「重量」的地球重力、「呼吸」的膨脹／收縮力量，再加上「想像」的身心合一力量，我將這三種力量合稱為「自然的力量」。瑜伽體式不同於用力的伸展運動，關鍵在於動作中巧妙活用這些自然的力量。

只要在動作中善用自然的力量，你將感覺得到丹田是身體動作的能量中心，身體各部位都以丹田為起點而自由擺動。

接下來，讓我們一起感受一下這種自然的力量。首先，採取**圖1-15**之①的坐姿，然後進行的②～④的動作。

順帶一提，側腹部緊繃僵硬的人做這個動作時，容易伴隨疼痛現象，請先做好「接下來會有些疼痛」的心理準備，然後試著慢慢放鬆疼痛部位（緊繃僵硬部位）。

暫時維持這個狀態，並透過體內規則的律動，亦即透過呼吸去感受膨脹／收縮動作。如果感受不到，代表身體過於緊繃，請試著調整身體傾斜角度直到有多餘精力能夠專注於呼吸上。

呼吸時盡可能每一次都用全新的心情加以感受與享受。除呼吸外，感受與觀察變化也是非常有趣的事。

接著將注意力擺在手肘上。試著想像手肘上掛著鉛錘，鉛錘重量將

手不斷向下拉。這時右側側腹好比拉著鉛錘的長線，確實連接至動作中心的丹田。想像這條線拉長至需要的長度，並在這樣的狀態下好好感受呼吸的膨脹與收縮。身體變化的感覺愈來愈強烈，好比整個動作和自身已經融合為一體。

打造體式至某種程度的形狀，然後感覺呼吸，並且活用重量和想像以加深感覺，這樣的方式適合套用在各種瑜伽體式上，請大家務必嘗試看看。

圖1-15　用自然的力量伸展側腹

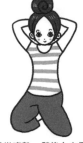

①先採取跪坐姿勢，然後向右側偏移使右臀貼於地面。

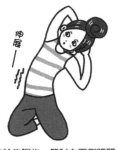

伸展

②雙手抱於後腦杓，雙肘向兩側張開。接著將上半身倒向左側，伸展右側側腹。

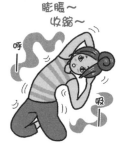

膨脹～
收縮～
呼
吸

③吸氣時身體膨脹向上提起，吐氣時身體收縮下沉。反覆進行數次。

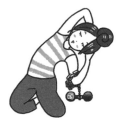

④想像手肘上掛著鉛錘，意識著鉛錘的重量使手肘自然往地面靠近。

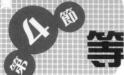

第4節 等待／逃避

等待的終點必定有好禮降臨

我認為肩膀僵硬或腰痛的「疼痛」大致分為二大類，一類是必須前往醫院治療的疼痛，一類是自己可以想辦法解決的疼痛。這裡我們要討論的是關於後者的疼痛。

從結論來說，我認為改變姿勢是解決疼痛的最佳對策。雖然句句說得輕鬆，但確實可以透過改善姿勢來緩解疼痛。

感覺「疼痛」時，先試著找出能夠消除疼痛的姿勢。順帶一提，駝背等不良姿勢會使全身肌肉僵硬緊繃，導致疼痛不容易消失。

躺在床上感覺疼痛時，請暫時先坐起身，盡可能拉長腰部至頭頂的部位，並且調整一下睡姿。

這和氣喘發作時的處理方法是相同道理，關鍵在於放鬆背部和肩部的緊繃。

肌肉中的神經持續興奮，疼痛便難以消失，因此調整姿勢讓肌肉獲

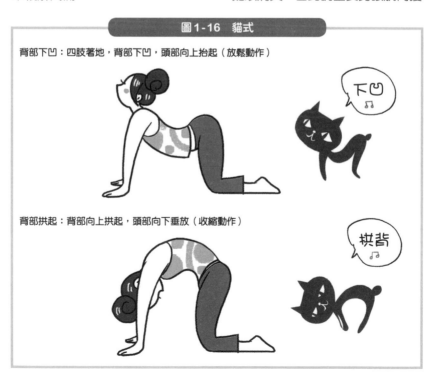

圖1-16　貓式

背部下凹：四肢著地，背部下凹，頭部向上抬起（放鬆動作）

下凹

背部拱起：背部向上拱起，頭部向下垂放（收縮動作）

拱背

得舒緩，待肌肉中的神經鎮靜後，身體狀況自然逐漸好轉，這時候只要靜靜等待變化就好。

若說到等待變化的瑜伽體式，率先浮現於我腦中的是貓式。**圖 1-16** 中的下凹和拱起為整組動作，讓動作與呼吸相輔相成，反覆進行數次（第 II 部第 2 章節中會再詳細介紹貓式）。

將意識專注於身體上，可以明顯感覺到脊椎、肩胛骨、腰椎的順暢活動。再深入感覺，會發現鎖骨其實也跟著移動。

透過反覆進行貓式動作，相信大家能從中察覺這個體式的重點在於收縮／放鬆身體的感覺。

背部拱起是收縮身體的體式，抬起骨盆並將恥骨推往頭部方向。

另一方面，背部下凹則是放鬆身體的體式。做出稍微翹屁股的姿勢，將坐骨朝天空方向推送。感覺腰椎上段掛著鉛錘，以髖關節為軸心移動骨盆。

乍看之下，脊椎反折姿勢對筋骨硬的人來說很困難，但實際操作後，會發現一點都不勉強。畢竟是自然的力量讓腰部放鬆下垂，反而有種安穩、舒暢的感覺。

比較這兩種體式，放鬆體式其實比收縮體式來得重要且困難。我們能夠靠意志力收縮肌肉，卻難以光靠意志力放鬆肌肉。最好的方法是先在腦中描繪身體放鬆的景象，並且反覆進行收縮和放鬆以創造身體放鬆的最佳時機。這種事千萬急不得，只能靜待放鬆瞬間的來臨。就某種意義上來說，這個過程才是放鬆身體的精髓所在。

打造任何瑜伽體式時，切記勿用力，勿讓身體發出哀鳴，全身力量自然慢慢釋放，最終進入放鬆狀態。自然的一切，無論是人事物，只要耐心等候，必然有所改變。

而等待的終點必有好禮降臨，這個好禮就是「放鬆」。對從事瑜伽運動的人來說，打造體式的時間即等待最棒的禮物且細細享受美好滋味的時光。

逃避，矇混，完美收尾

在 P36 一開始稍微提過姿勢。例如肩頸疼痛時，比起「縮著頸彎著背的姿勢」，「盡量伸直頸部和背脊的姿勢」更能大幅減輕疼痛症狀。

這個原理同樣適用於打造瑜伽體式。也就是說，當身體感到不舒服時，設法尋找舒服的感覺，逃避至一個比較輕鬆的地方。乍看之下，姿勢或許不優美，但我認為這個方法能有效促使我們進步。

現在讓我們試著按照「從不舒服逃避至舒服」的這個方法，進行伸腿坐（＝雙腿向前伸直坐在地上）扭轉體式（**圖1-17**）。伸腿坐讓上半身緊繃僵硬時，可以稍微彎曲膝蓋或張開雙腿，找一個自己覺得舒服的姿勢。膝蓋不僵硬後，腰部自然放鬆，背脊挺直，上半身不再硬梆梆。這時肩膀也會因為處於放鬆狀態，更能輕鬆且舒服地打造扭轉體式。

其實身體某個部位（前述的例子為肩膀）收縮僵硬，全是因為相關連部位（在前述例子中為膝蓋）緊繃所致。這時只設法柔緩收縮僵硬部位（肩膀），無助於完全消除疼痛，畢竟全身是相連在一起的。

全身緊繃到背部、肩部疼痛，若再加上膝蓋伸直狀態下扭轉上半身，不僅扭轉動作變僵硬、變棘手，還容易造成呼吸不順暢。對當下的自己來說，讓身體感到舒服才是最正確的作法。因此，覺得扭轉體式造成身體不適時，請試著彎曲膝蓋或張開

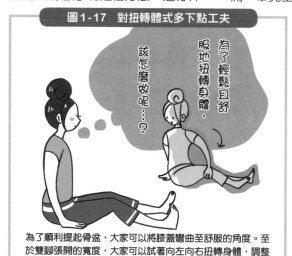

圖1-17　對扭轉體式多下點工夫

為了輕鬆且舒服地扭轉身體，該怎麼做呢…？

為了順利提起骨盆，大家可以將膝蓋彎曲至舒服的角度。至於雙腳張開的寬度，大家可以試著向左向右扭轉身體，調整寬度至能夠輕鬆扭轉為止。

雙腿。請牢記在心，這並非混水摸魚，只要覺得不舒服，就堂堂正正地改變姿勢。

無論打造什麼體式都一樣，務必優先考慮「舒服」的感覺。堅持做到像瑜伽書或寫真雜誌中那種非常正確的姿勢，到最後只會失去瑜伽原本應該帶給我們的舒服感覺。不要做一些讓自己痛到難以忍受的動作，畢竟瑜伽不是苦行。

別再拼命掙扎，改用笑瞇瞇的表情練習瑜伽，輕輕活動身體以釋放無謂且多餘的力量。千萬別忘記，真正的瑜伽是身心舒暢，是生命的喜悅。

另外也向大家推薦一種練習方式，那就是「打造近似完成型的體式」，亦即將原本的瑜伽體式簡單化。

以樹式為例。假設做不到如**圖1-18**的樹式完成型，請先試著挑戰**圖1-19**的「相似樹式」，體會一下樹式是什麼感覺。這個練習方式看似簡單，但比起因為困難而什麼都不做，這個方式有助於培養平衡感。

很多人發現自己無法做到完成型時，會因為「自己不適合做瑜伽，完全辦不到」的消極態度而放棄，但朦混一下又何妨，先簡單做個相似姿勢也好。有了一次經驗後，必定能從中學到一些東西。透過累積這樣的學習，必能找到提升技巧的靈感與訣竅。請大家務必用自己的身心親自確認一次。

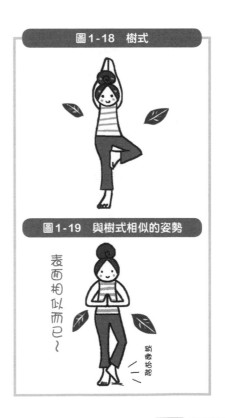

圖1-18 樹式

圖1-19 與樹式相似的姿勢

表面相似而已～

瑜伽起不俗

第5節 將呼吸運用至動作上

了解何謂良好呼吸／不良呼吸

良好呼吸相，簡單說就是「深沉、緩慢、強烈的呼吸」。能夠做到良好呼吸，肩膀會在重力作用下自然下垂，腹部則充滿力量且心情安定。

另一方面，「短促、急躁、微弱的呼吸」則是不良呼吸相。長時間進行不良呼吸，不僅肩膀容易上提，腹部放鬆造成背部彎曲，心情也容易不安定。實際檢查自己的呼吸，應該能深刻體會呼吸和身心之間的密切關係。

呼吸和姿勢也息息相關。良好姿勢是指「安定且不容易疲勞的姿勢」（P122），在瑜伽世界裡，輕鬆呼吸下打造的體式，可以稱為良好姿勢。順帶一提，良好姿勢所打造的瑜伽體式，整體外觀看起來比較優美。

在我的課堂上，我經常為學員示範一些大家容易以不良姿勢所打造的瑜伽體式（圖1-20）。看到這些體式，學員們總是哈哈大笑，殊不知在他們之中有不少人也常在不知不覺中擺出這樣可笑的體式。

以不良姿勢打造體式，不僅身體

圖1-20　以不良姿勢打造的體式（例如：貓式）

沒有放鬆全身力量讓腹部下垂，一心只想著「要讓腹部靠近地面」，於是將基本姿勢（四足跪姿）改成彎曲手肘以試圖靠近地面。原本應該放鬆身體，卻反而變成額外使用力量來維持這個姿勢。

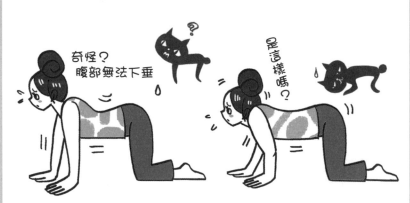

容易疲勞，呼吸品質也隨之下降。肩膀等過於用力時，全身容易因此失去平衡。

日本自古認為最理想的「良好姿勢」是「上虛下實」。這是肩頸等上半身力量放鬆，下半身沉重穩定的姿勢。劍道或柔道等武道世界相當重視這樣的姿勢。採取上虛下實的姿勢，身體自然能維持平衡，不容易疲勞，而且也能伴隨良好呼吸。

而說到瑜伽體式中能夠用於練習上虛下實的姿勢，首推站式（＝站著進行）體位法。站式體位法即肩頸力量放鬆，腳趾和肛門用力的姿勢。例如打造英雄式Ⅲ等高難度站式體位法時，提肛有助穩定姿勢，也可以使呼吸更深沉與安穩（圖1-21）。

透過呼吸，我們可以讀取一個人的身心狀態。例如心神委靡的人，聲音多半屢弱且呼吸短促；而心緒安定的人，聲音扎實且呼吸強烈深長。

學會良好呼吸的人，光是站在那裡就能使周遭人感到安心且受到鼓舞。而老是與周遭格格不入的人，

呼吸時的速度通常比周遭人短促，這時以「氣」不相投來比喻也十分貼切。

關於呼吸的獨特感覺，日本的古人常以「間」來表達。各領域的大師不僅能夠敏銳察覺「間」所包含的各種訊息，還能自由加以操縱，但我們不需要學習這種大師等級的技能，只要能在緊張時，充分保留吸氣與吐氣之間的「間」且放慢呼吸速度，自然能夠重新轉換自己的身心狀況和當下氣氛。

只要熟知呼吸的性質，學會放鬆技能，任何人都可以輕易且順利地表現出自我。

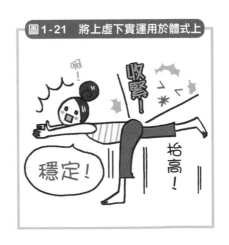

圖1-21　將上虛下實運用於體式上

收緊
穩定！
抬高！

配合目的
挑選呼吸法

打造瑜伽體式時，進行單純的「現在吸氣，現在吐氣……」機械式呼吸，難以順暢地讓動作和呼吸合而為一。

我認為瑜伽的呼吸法大致分為二種（圖1-22）。依目的使用不同的呼吸法，不僅能充分感覺動作與呼吸合而為一，也能感受呼吸的力量和有趣之處。

吐氣時肌肉變柔軟，這種呼吸功用是我們平時下意識最常使用的一種。舉例來說，不小心撞到身體，在我們喊出「痛！」的同時會反射性地用力吐一口氣以緩和肌肉緊繃。而另一方面，感到劇烈疼痛時，我們通常會屏住氣息，收縮肌肉以忍受疼痛。

打造瑜伽體式時若出現疼痛現

圖1-22　將2種呼吸法帶入瑜伽體式中

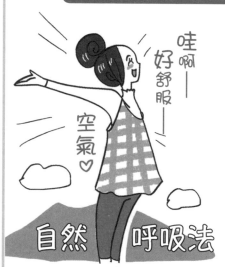
哇啊——好舒服——
空氣♡
自然　呼吸法

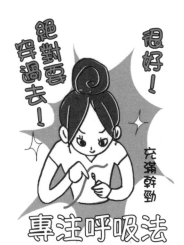
絕對要穿過去！
很好！
充滿幹勁
專注呼吸法

自然呼吸法：在森林、海邊等讓人神清氣爽的場所進行的自然而然的呼吸法。對著空氣或大海，向上、向側伸展身體時，自然會大口吸氣。而向下、向內側縮起身體，自然會大口吐氣。

專注呼吸法：這是用於穿針引線，或者參加比賽、考試要提高專注力時的呼吸法。以吐氣為主，為了順利銜接下一次的吐氣，請縮短吸氣時間，並且於恰當的瞬間屏氣停頓。

象，同樣也適用這些原理。感覺疼痛時，加深且拉長吐氣，有助於放鬆肩膀、緩和肌肉緊繃，讓身體輕鬆活動。而需要較大力量時，則深吸一口氣後屏住氣息，讓全身肌肉收縮緊繃。

接下來，讓我們試著在瑜伽體式中加入這二種呼吸法（**圖1-23**）。這次採用的是容易感受呼吸與動作合為一體的「貓式」。

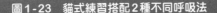

圖1-23　貓式練習搭配2種不同呼吸法

自然呼吸法

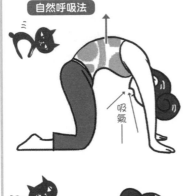

吸氣

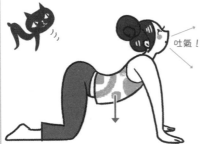

吐氣！

專注呼吸法

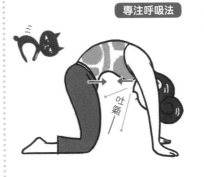

吐氣

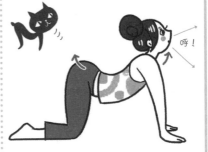

呼！

**利用「自然呼吸法」
讓脊椎變柔軟**

背部拱起貓式：背部朝天空往上頂，讓胸部吸滿空氣，不僅呼吸變輕鬆，脊椎也會圓滑地向上拱起。
背部下凹貓式：吐氣時腹部收緊。維持手肘伸直的狀態，想像肩部至腰部間的軀幹像條繩子般自然放鬆下墜。

**利用「專注呼吸法」
促使脊椎確實活動**

背部拱起貓式：吐氣時像小狗捲起尾巴般將尾椎向身體內側捲起。吸氣時則讓脊椎平行於地板。
背部下凹貓式：吐氣時脊椎向下凹。將胸部向前方推出，下巴朝上且頸部向後彎曲，收緊大腿和鼠蹊部。吸氣時則讓脊椎平行於地板。

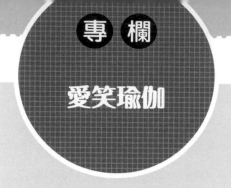

愛笑瑜伽

大笑使身心發光發亮

創設沖瑜伽的沖正弘老師總是說「天下無病」，在沖瑜伽道場的集訓生活中，健康的人和生病的人上的課程都一樣。

課程涵蓋各種劇烈項目與緩和項目，其中節數最多的是「大笑課」。簡單說，這是一門「以大笑時的呼吸法進行生活中各項活動」的訓練課程。

沖瑜伽的學員無論何時何地都練習大笑。沖老師看到沒有大笑的學員，還會拿著竹劍在後面追著喊：「笑啊！你有在笑嗎？笨蛋！」因此學員們總是非常賣力地大笑。多虧如此，筆者現在才能在任何地方、任何情況下都保持笑容。

雖然說是大笑課，但內容屬於前述的緩和項目，一點都不困難。即便只是假裝大笑，也能使自律神經和免疫功能趨近於正常狀態。

好比有些人在沮喪、緊張或沒有精神時，為了轉換心情會試著發出「哈哈哈」、「嘻嘻嘻」的聲音。無論仰著頭、低著頭，任何情況下都可以嘗試哈哈大笑（但在電車等公共場合突然大笑可能會嚇壞周遭人，建議不要這麼做）。

大笑時盡量拉長且正常呼吸。由於邊笑邊打造瑜伽體式有助於舒緩身心，能夠讓痛苦的感覺慢慢變得輕鬆。並非遇到有趣的事物才笑，而是能自由自在，隨心所欲地開懷大笑。讓我們從今天開始成為一名臉上總是掛著笑容的大笑高手吧。

近年來我們發現大笑可以平衡身心，改善身體狀況，大笑功用更是廣受醫療、商業等各領域的矚目。水野瑜伽學院打從成立以來，就持續關注大笑的功用，更曾經單以「大笑」為主題，舉辦長達90分鐘的研討會。我們在研討會中觀察並見證大笑者的身心和呼吸狀況，從中發現如**圖1-24**中所列舉的各項變化。

僅透過短時間的大笑，就能產生如此多的變化，由此可知笑對身心

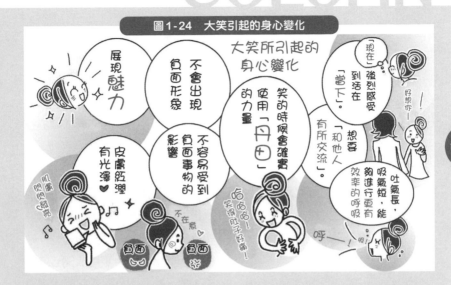

圖1-24　大笑引起的身心變化

運作確實有著莫大影響。

　　除此之外，以笑為主題的研討會和其他主題的研討會相比，參加者的表情明顯生動許多。人們常說「情緒會傳染」，參加者這種研究大笑功用並活用研究成果的積極心態彼此互相傳染，並在共同合作下逐漸蔓延開來。

　　每個人像換了張臉，不再擺出嚴肅且無懈可擊的表情，而是像個天真無邪的孩子般開懷大笑。有人變得比平時健談、愛開玩笑，反應也變得更為生動、更平易近人。就算主持人提醒大家：「時間差不多了，該結束了。」大家還是意猶未盡地不打算起身。場面往往熱鬧到我必須變身回成熟大人，催促大家：「好了，結束了！趕快回家！」

　　然而難免還是有「不愛笑」的人。課堂中提到大笑課和大笑功用時，曾經有些學員這麼說：「好像把我們當笨蛋看一樣，真叫人感覺不舒服。」但這些人也都在數個月後跟著大家一同開懷大笑。重點在於不要強迫他們做不喜歡的事，畢竟只要心情放輕鬆，不要繃緊神經，自然而然就會慢慢綻放笑容。

第 1 章

掌握瑜伽體式的重要關鍵點

透過大笑練習呼吸

若說到我們呼吸時最常使用的肌肉，當然非橫膈膜和肋間肌莫屬（**圖1-25**），但也必須加上其他許多肌肉共同運作，才得以完成呼吸運動。

例如骨盆底內側的骨盆底肌群和橫膈膜有聯動作用，意識腹部進行呼吸運動，會明顯感覺到臀部配合呼吸步調時而膨脹時而收縮。

上半身和腰部肌肉僵硬時，呼吸量跟著減少。尤其頸部一帶緊繃，容易因為呼吸短促而有喘不過氣的現象。而胸部和背部肌肉僵硬時，好比將空氣打入塑膠瓶容器，容器卻不會膨脹，亦即吸入再大量的空氣也看不到太大的變化。

仔細觀察容易焦躁不安的人，他們的胸部和背部多半很緊繃，這也是因為胸部和背部肌肉僵硬所致。相反的，胸部和背部肌肉柔軟，呼吸量因此增加，也更能放開心胸哈哈大笑。除此之外，呼吸量大增還

圖1-25　呼吸時的主要肌肉

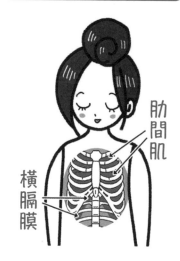

橫膈膜是位於胸與腹之間的肌肉。而肋間肌如字面所示，是位於肋骨間的肌肉。在呼吸運動中，橫膈膜約占75%的執行力，肋間肌約占25%的執行力。

COLUMN

有助於消除疲勞。

在P45的**圖1-24**中稍微提過，笑的時候，呼吸較為深長且有力，並以吐氣為主（**圖1-26**）。瑜伽的代表性呼吸法中，有一種名為「止息（Kumbhaka）」的呼吸方式，收縮腹部時暫停呼吸。大笑時的呼吸方式，就是在吐氣後、吸氣後，暫時進入「止息」狀態。腹部用力的情況下，吐氣後暫停呼吸，吸氣後暫停呼吸，自然就能做到理想的止息。

想要找回身心平衡，提高生命力，「大笑」可說是既快速又有效的魔法。現在讓我們開懷大笑，激發體內的能量與魅力吧。

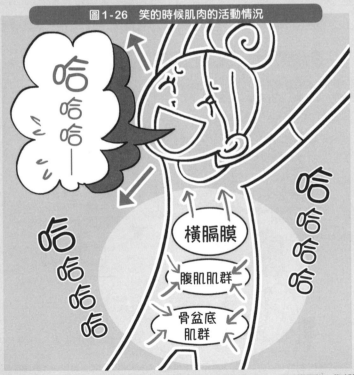

圖1-26　笑的時候肌肉的活動情況

橫膈膜於吐氣時緩緩上升，將肺部裡面的空氣趕出去。尤其笑的時候，除了橫膈膜，腹部肌肉和骨盆底肌群也會共同運作將肺內空氣全部排出去。由於排出大量空氣，吸氣的瞬間同樣會吸入大量空氣。

第**1**章

掌握瑜伽體式的重要關鍵點

第 6 節　感覺全身動作的連貫性

不造成肌肉疼痛的身體使用方法

造成肌肉疼痛的主要原因是肌肉不必要的過度緊繃。小肌肉持續承受過大的負擔，超過極限時難免產生疼痛。若要不造成疼痛地使用肌肉，最重要的是必須：

①活動身體末端（頭部或手腳）時，將力量從身體中心（＝丹田）傳送至末端，並非只是讓末端部位拼命活動。

②活動身體時感覺全身的連貫性。

為了實際感覺全身上下的連貫性，請大家跟著按照下方**圖 1-27**操作。

希望大家並非只是了解「全身具有連貫性」，而是藉由親身體驗將這種感覺運用在日常生活中。

打造瑜伽體式時，若感覺頸部、

圖1-27　感覺全身的連貫性

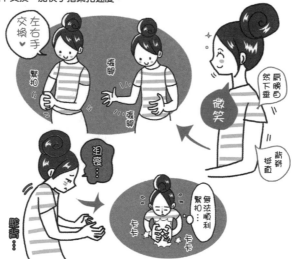

①雙手手指張開且互相緊扣。
②左右手上下交換，加快手指緊扣速度。

藉由這個實驗，我們可以從中得知大腦和脊椎相連，脊椎和指尖相連。以駝背姿勢進行這項實驗，手指容易互相碰撞，無法彼此緊扣在一起；但採取挺直背脊且肩膀自然下垂的姿勢，手指相撞的次數自然隨之減少。當背部彎曲時，延伸自大腦的運動神經和延伸自手指的感覺神經會變遲鈍，導致全身的連貫運作變差。

腰部、鼠蹊部一帶疼痛或緊繃，問題多半出在「起始姿勢」。所謂「起始姿勢」是指一開始打造體式的姿勢。

舉例來說，從仰躺姿勢開始打造體式時，首要之務是將注意力擺在貼於地面的背部。確認背部是否緊貼於地面（＝背部肌肉是否放鬆），覺得緊繃時可以像摩擦地面般輕輕搖晃背部。

另一方面，若是從俯趴姿勢開始打造體式，可以確實感覺恥骨和肋骨下半段緊貼於地面。若是從站立姿勢開始，則可以感覺足底貼於地面。

專注於「起始姿勢」的重點上，藉由調整感覺以舒緩打造體式所需要的腰部肌肉。只要腰部放輕鬆，和腰部有所連結的頸、肩、背部自然不再緊繃僵硬。

另外，打造體式的時候，希望大家留意「不要過度努力」，亦即不要讓肌肉過於緊繃。注意不要用力到汗水直流，盡可能柔和且流暢地活動身體，尤其是輕柔地活動脊椎附近的肌肉。

脊椎緊密連接著支撐身體的大小肌肉和重要神經，是全身上下非常重要的部位。只要脊椎確實伸展，脊椎周圍的肌肉確實放鬆，自然能夠輕鬆又舒服地完成任何體式。

順帶一提，「脊椎」並非一根長長的棍棒，而是由許多小骨骼從臀部至頸部串連堆疊而成，與其說是「棍棒」，以「積木」來形容可能較為貼切。想像身體內部有許多小骨骼整齊堆疊在一起，並試著伸展一下自己的身體。

打造體式時，將肋骨像是拉離骨盆般向上提起，既有助腰部放鬆，也能促使脊椎確實伸直，從而獲得身體縱向拉開的舒暢感。這種舒暢感是唯有身體正確活動時才有的「獎勵」。讓我們一起打造不焦急、不用力、能夠獲得獎勵的瑜伽體式吧。

全身有良好連貫性，活動更輕鬆愉快

在瑜伽課堂上，我曾經向學員解說何謂「型」。舉凡茶道、花道、劍道、柔道等各種武道，都有各自形成基礎的「型」。

反覆進行「基礎型」的練習，動作會從點、線、面，進而延伸至整個空間。在這個過程中，我們或許能從中發現意想不到的新動作或新感覺，倘若只是自顧自地埋頭苦練基礎型，可能難以察覺這些嶄新的事物。多學學小孩子，帶著好奇心和感受力來挑戰這些基礎型，必定有助成長和發現更多新事物。

目前水野瑜伽學院的課程中加入2種串連瑜伽教學，一為「拜日式」，一為「拜月式」（**圖1-28，將於第Ⅱ部第1章中詳細說明**）。若說到串連瑜伽，首推拜日式，但拜月式也絲毫不遜色。拜月式給人的印象如文字所示，動作比拜日式柔和且穩定。

重複數次祈禱體式也是拜月式的一大特點。祈禱意指感謝且平心靜氣接受眼前事物的行為。誠心打造祈禱體式，心情隨之放鬆且趨於安穩。

除此之外，拜月式促使身心合一，讓身體跟著放鬆變柔軟。將數種體式組合在一起，應該會比進行單一種體式來得有明顯的感覺。神經傳導順暢，體式的完程度自然提高，也可從中獲得「更好活動身體」的靈感。

以我個人的親身經驗為例，以前進行向後反折身體的動作時，我向來將注意力平均擺在全身各個部位，心裡想著「要讓全身的連貫性更好」。但有時候我發現特別專注於手肘部位，反而更能使身體順利向後反折。當我發現手肘是反折動作的關鍵所在時，我突然能夠更加輕鬆愉快地做出反折動作。

反覆進行數個月的拜月式，我發現自己可以毫不吃力地從直立狀態將身體向後彎曲，做出漂亮的弓形姿勢。

其實我已經大約10年沒做過從直立姿勢向後反折身體的動作了，而且也一度認為自己再也做不到。但沒想到我竟然能再次輕鬆向後反折身體，做出拱門形狀的動作。驚

訝與興奮之餘，我不禁大喊出聲：「怎麼可能！」

隨著這樣的經驗逐漸累積，身心合一的感覺和全身連貫的感覺為我帶來無限的可能性與樂趣。串連瑜伽體式非常深奧，不禁讓我思考著要以拜日式和拜月式作為水野瑜伽的「基本型」。

圖1-28　拜月式

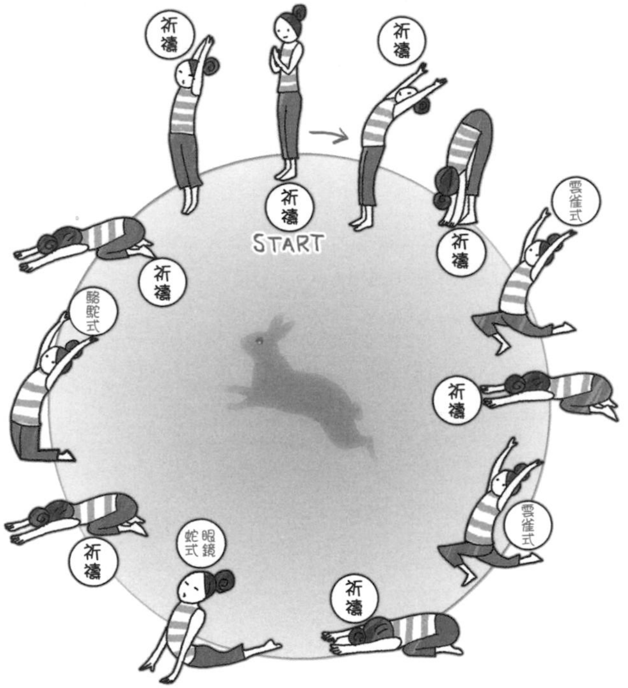

重點在於將所有串連動作視為一套體式，不要像體操一樣用力做著分解動作。另外，由於串連瑜伽都是些使用全身各部位的大動作，操作時務必留意不要讓肌肉變緊繃。

打造瑜伽體式或想要放鬆身體時，笑一笑有助於釋放一些無謂的力量。除了臉部，身體各部位也要一起開懷大笑。頸部、肩膀、胸部、背部、腹部、腰部、臀部、雙腳等，由上而下依序如花朵綻放般微笑。或許有人會說：「肩膀和雙腳怎麼可能會笑！」但請大家試試看，其實出乎意料外地簡單。

打造瑜伽體式時，可能出現「一直揮之不去的腰痛」或「想讓手臂再伸長一些」等狀況，這時請大家務必嘗試一下這個方法。接下來，筆者將以前彎體式為例向大家進行說明。

通常在前彎體式中，背部、腰部和雙腿內側特別緊繃，這時候可以嘗試從臉部開始微笑，其次是背部、腰部和雙腳。接著同樣從臉部開始憤怒，其次是背部、腰部和雙腳。憤怒之後再次微笑，在反覆數次的微笑和憤怒過程中，自然能夠

學會如何讓身體各部位綻放笑容。除此之外，緊繃和放鬆的節奏會反應在全身，讓身體自然而然逐漸放鬆（這方法好比冷熱水交替的淋浴方式可以促進身體健康）。

感覺身心逐漸放鬆時，僵硬緊繃部位也會慢慢舒緩，身體便能輕鬆做出任何瑜伽體式。

順帶一提，這個方法也可以運用在工作中。假設有些行業不適合工作中一直面帶笑容，可以試著讓胸部和背部偷偷地微笑以緩和身體的緊繃。表情冷酷，肩背微笑，這種幽默的感覺讓人生充滿樂趣。

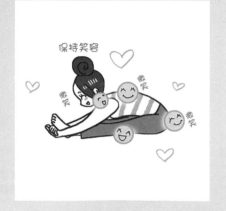

保持笑容

微笑

微笑

微笑

微笑

一起來練習
瑜伽體式吧！

第 2 章

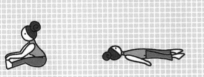

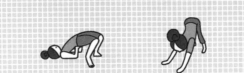

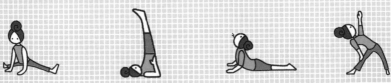

Body Map

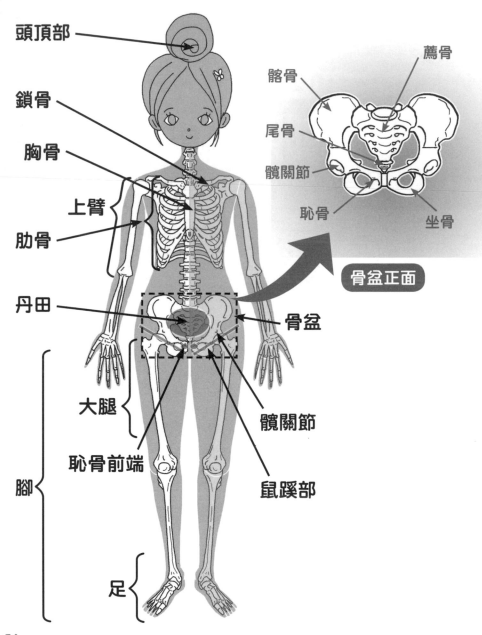

頭頂部

鎖骨

胸骨

上臂

肋骨

丹田

大腿

恥骨前端

腳

足

骨盆

髖關節

鼠蹊部

髂骨

薦骨

尾骨

髖關節

恥骨

坐骨

骨盆正面

這裡所介紹的是水野瑜伽學院課程中頻繁使用，且希望大家特別意識的身體部位。其中包含平時不見得很熟悉的部位，建議大家閱讀各章節（尤其是第2章）之前，務必先確認各部位的名稱和位置，肯定有助於加速理解。

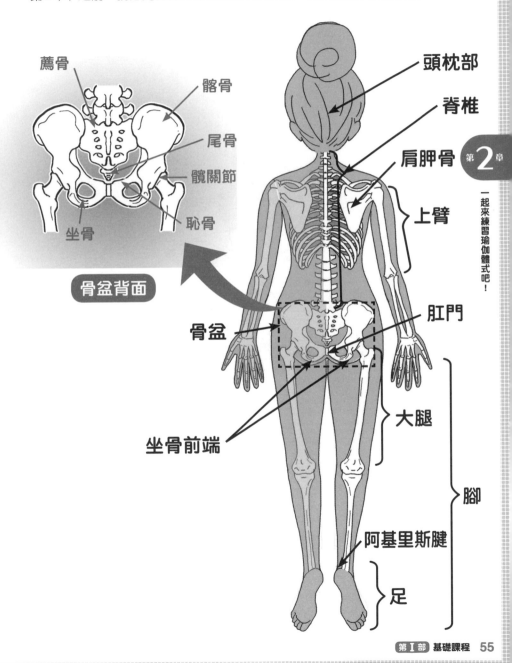

薦骨

髂骨

尾骨

髖關節

坐骨

恥骨

骨盆背面

頭枕部

脊椎

肩胛骨

上臂

第**2**章

一起來練習瑜伽體式吧！

骨盆

肛門

坐骨前端

大腿

腳

阿基里斯腱

足

第Ⅰ部 基礎課程　55

坐姿前彎式 (Paschimottanasana)

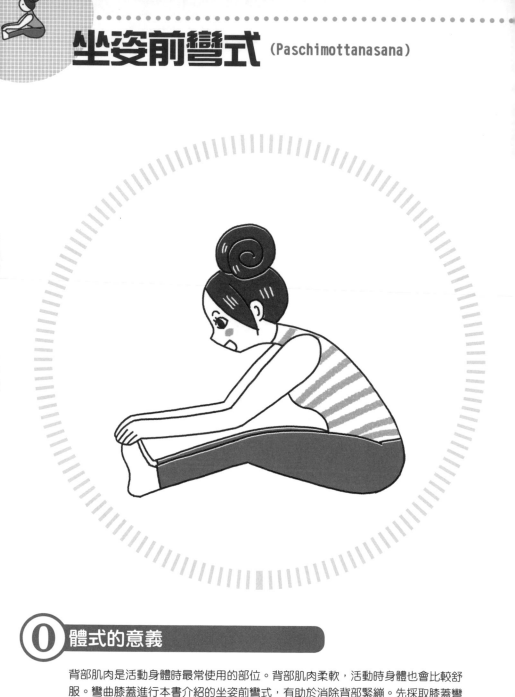

⓪ 體式的意義

背部肌肉是活動身體時最常使用的部位。背部肌肉柔軟,活動時身體也會比較舒服。彎曲膝蓋進行本書介紹的坐姿前彎式,有助於消除背部緊繃。先採取膝蓋彎曲的前彎姿勢,待背部緊繃舒緩後,再試著慢慢伸直膝蓋。

① 有助於打造體式的準備動作

1 放鬆肩膀和背部

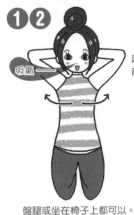

吸氣

感受一下肩膀和背部的動作。

盤腿或坐在椅子上都可以。

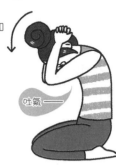

吐氣

❶跪坐在地，雙手手指交握於後腦杓。

❷吸氣時張開手肘進行擴胸運動。

❸吐氣時手肘互相靠近。

❹重複進行3次。

2 放鬆背部和腰部

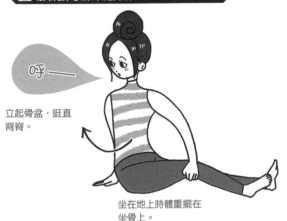

呼

立起骨盆，挺直背脊。

坐在地上時體重擺在坐骨上。

❶伸直雙腳（膝蓋可以稍微彎曲）。

❷右手置於身體右後方地板上，左手置於右腳膝蓋外側。

❸吸氣時挺直背脊，吐氣時將身體向右邊扭轉（停留2次吸吐）。

❹對側同樣步驟。

3 骨盆向前傾斜 1

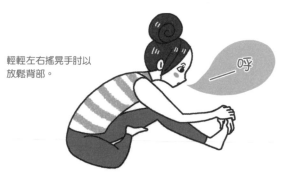

輕輕左右搖晃手肘以放鬆背部。

呼——

❶右腳向內側彎曲，左腳向前延伸並稍微屈膝。

❷雙手握住左腳腳趾，吐氣時臀部向後拉，使骨盆向前傾斜。

❸吐氣時感覺手肘的重量（3次吸吐）。

❹對側同樣步驟。

注意！急著將上半身向前傾斜，恐怕會變成駝背或頭部向下傾的姿勢。

4 骨盆向前傾斜 2

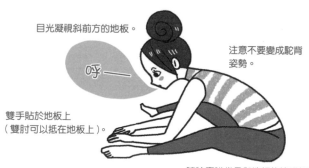

目光凝視斜前方的地板。

注意不要變成駝背姿勢。

呼——

雙手貼於地板上（雙肘可以抵在地板上）。

隨時意識坐骨與地板的接觸部位。

❶雙腳張開，膝蓋稍微彎曲。

❷吐氣時將臀部向後拉，使骨盆向前傾斜。

❸吸氣時順勢抬起上半身，吐氣時感覺身體向下沉（3次吸吐）。

② 打造體式的動作

① 感覺頸部和腰部的連結

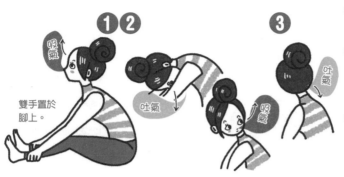

雙手置於腳上。

稍微放鬆骨盆，感覺身體向前傾。

❶坐姿，稍微彎曲膝蓋且雙腳張開。

❷感覺頸部和腰部的連結，吸氣時抬頭，吐氣時低頭（3次吸吐）。

❸感覺頸部和腰部的連結，頭部向左右方向轉動（左右側各3次）。

② 伸直背脊

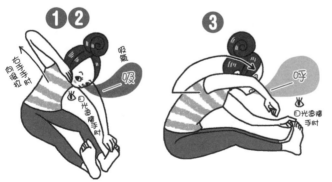

像捷泳般擺動手肘，感覺手肘～肩膀～背部連結在一起。

❶雙腳稍微張開，屈膝而坐。

❷吸氣時將右手手肘向後拉（目光追隨手肘）。

❸目光持續凝視手肘，吐氣時將右手臂向前延伸。

❹重複5次❷和❸的步驟。

❺對側同樣步驟。

❸ 體式完成型

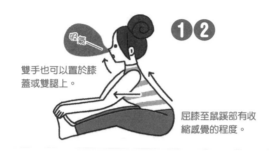

吸氣

雙手也可以置於膝
蓋或雙腿上。

屈膝至鼠蹊部有收
縮感覺的程度。

❶稍微屈膝坐在地板
上，將雙手置於足
部。

❷吸口氣抬起頭，胸
部向前推出使骨盆
向前傾斜。

❸吐氣時收下巴並伸
直後頸部，身體放
輕鬆（3次吸吐）。

❹重覆3次❷和❸的
步驟。

❺吸氣並慢慢抬起上
半身後休息一下。

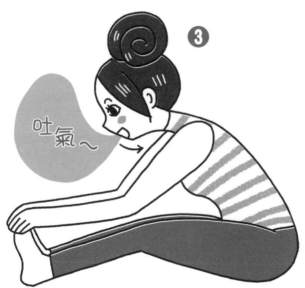

吐氣～

隨時意識坐骨與地板的接觸部位。

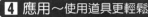

4 應用～使用道具更輕鬆

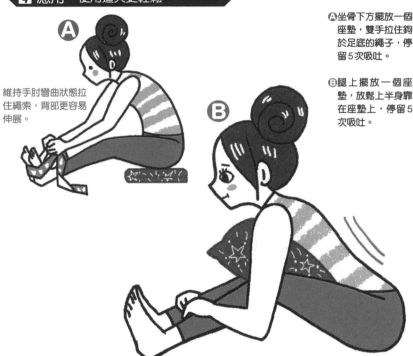

維持手肘彎曲狀態拉住繩索，背部更容易伸展。

Ⓐ坐骨下方擺放一個座墊，雙手拉住鉤於足底的繩子，停留5次吸吐。

Ⓑ腿上擺放一個座墊，放鬆上半身靠在座墊上，停留5次吸吐。

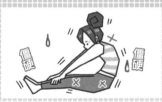

無法完成體式時

- 腰部向後傾倒。
- 背部彎曲，頭部下垂。
- 勉強將膝蓋打直。

※ 無法完成的理由　　勉強將膝蓋打直容易使骨盆向後傾倒，背部緊繃。另外，頭部下垂時，頸部和背部會因為必須支撐頭部重量而變僵硬，導致活動性變差。

! 建議這麼做　　全身僵硬時，建議先稍微活動一下頸部、肩膀、胸部和手肘，有助增加脊椎和骨盆的活動力。一旦骨盆向後傾，變成駝背姿勢，肌肉會隨之僵硬緊繃，雖然痛覺變遲鈍，卻無法做到前彎動作。

這時候不妨用力敞開胸口，伸直背脊。肌肉放鬆伸展雖然會使疼痛感變強烈，但不要害怕，不要著急，等待骨盆舒服些時再將上半身向前傾倒。

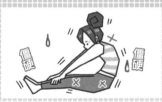

第2章　一起來練習瑜伽體式吧！

眼鏡蛇式 （Bhujangasana）

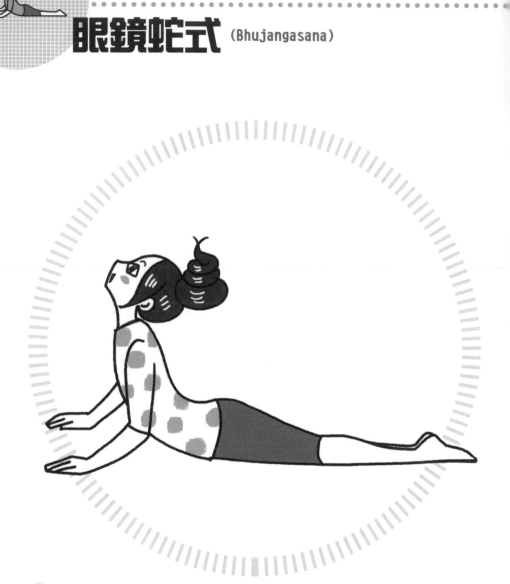

❶ 體式的意義

這個體式如字面所示，宛如一隻伸長頸部且抬起頭的眼鏡蛇。練習時若一直在意背部向後彎曲的反折動作，反而容易造成腰痛，建議確實收緊下半身，自然而然地抬起上半身。只要丹田有力、胸部向外擴張、頸部向上延伸，便能打造出漂亮的眼鏡蛇式姿勢。

① 有助於打造體式的準備動作

1 放鬆背部

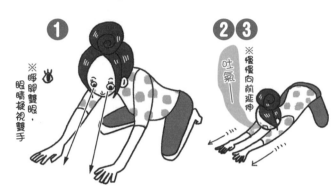

※呼吸雙眼，眼睛凝視雙手

※慢慢向前延伸

吐氣─

❶張開雙膝跪坐在地，身體向前傾倒並將雙手貼於地板上。

❷吐氣時慢慢將雙手向前延伸。

❸維持❷的狀態，感覺背部肌肉（3次吸吐）。

2 放鬆腰部

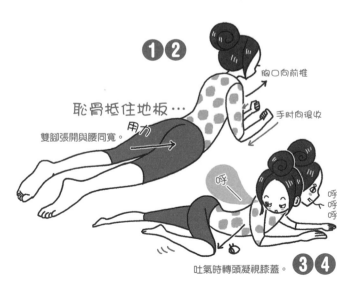

恥骨抵住地板…
用力

雙腳張開與腰同寬。

胸口向前推

手肘向後收

呼─

呼呼呼

吐氣時轉頭凝視膝蓋。

❶俯趴在地，用手肘支撐身體。

❷恥骨用力抵住地板，手肘向後收，擴胸向前突出。

❸吐氣時右膝靠近右側腋下，目光凝視膝蓋。

❹吸氣時膝蓋移回原處，臉部朝正面。

❺重覆5次❸和❹的步驟。

❻對側同樣步驟。

3 強化腰部（蝗蟲式）

※心臟不好的人請略過**3**，直接進入步驟②

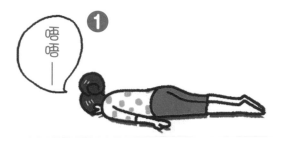

❶採取俯趴姿勢，額頭抵住地板。

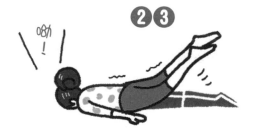

❷收緊肛門和喉嚨，屏氣抬起雙腳。

❸吐氣時放下雙腳。

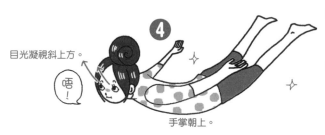

目光凝視斜上方。

手掌朝上。

❹下一次吐氣時，抬起上半身和雙腳，雙臂騰空（2次吸吐）。

❺吐氣時恢復❶的姿勢。

② 打造體式的動作

1 伸展脊椎（貓式伸展）

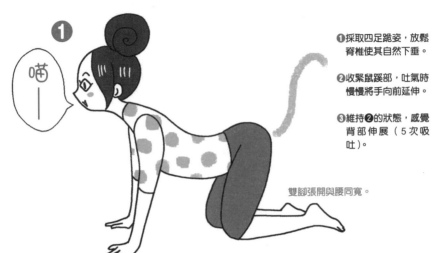

❶採取四足跪姿，放鬆脊椎使其自然下垂。

❷收緊鼠蹊部，吐氣時慢慢將手向前延伸。

❸維持❷的狀態，感覺背部伸展（5次吸吐）。

雙腳張開與腰同寬。

一起來練習瑜伽體式吧！

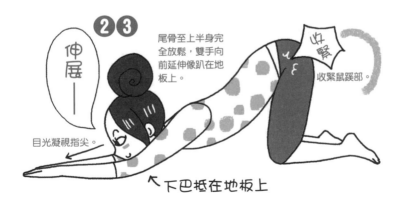

尾骨至上半身完全放鬆，雙手向前延伸像趴在地板上。

收緊鼠蹊部。

目光凝視指尖。

← 下巴抵在地板上

2 伸展脊椎

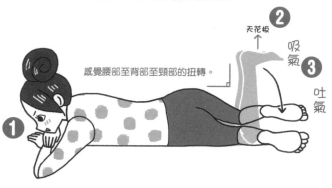

感覺腰部至背部至頸部的扭轉。

天花板

吸氣

吐氣

❶採取俯趴姿勢，雙手交疊置於下巴下方。

❷屈膝後將足底朝向天花板。

❸吐氣時將雙腳倒向左側。

❹吸氣時雙腳恢復至原本的位置，再次吐氣時將雙腳倒向右側。

❺重覆5次❸和❹的步驟。

3 向身體前方伸展（弓式）

※ 無法做到❸的人，請直接進入步驟的❹。

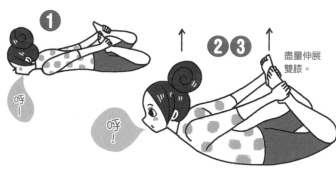

呼─

呼！

盡量伸展雙膝。

❶採取俯趴姿勢並彎曲雙膝，吐氣時抓住雙腳腳踝。

❷以腹部推壓地板，並於吐氣時抬起膝蓋和頭部。

❸感受呼吸時身體的膨脹與收縮（2次吸吐）。

❹邊吐氣邊慢慢恢復原本的俯趴姿勢。

4 放鬆腰部

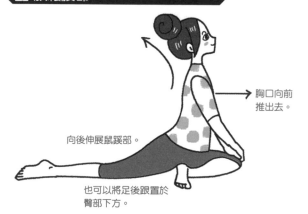

胸口向前推出去。

向後伸展鼠蹊部。

也可以將足後跟置於臀部下方。

❶彎曲左膝，右腳向後伸長。

❷將雙手置於左腿上方，手肘伸直。

❸感覺腰部的伸展（4次吸吐）。

❹對側同樣步驟。

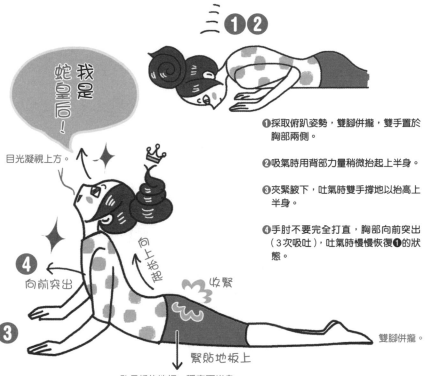

我是蛇皇后！

目光凝視上方。

❶採取俯趴姿勢，雙腳併攏，雙手置於胸部兩側。

❷吸氣時用背部力量稍微抬起上半身。

❸夾緊腋下，吐氣時雙手撐地以抬高上半身。

❹手肘不要完全打直，胸部向前突出（3次吸吐），吐氣時慢慢恢復❶的狀態。

向前突出

向上抬起

收緊

雙腳併攏。

緊貼地板上

恥骨抵住地板，穩定下半身。

無法完成體式時

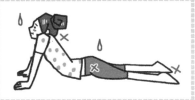

● 抬肩縮頸。

● 手肘沒有用力且向外張開。

● 試圖打直手肘。

● 恥骨沒有緊貼地板上。

※ 無法完成的理由 　肩膀抬高、手肘向外張開、頸部肌肉收縮等姿勢都會造成全身無法順暢活動。雙腳過於張開導致肛門無法收緊，進而使力量難以匯聚於丹田。另外，勉強抬起上半身，容易因為恥骨離地而造成腰痛。

！建議這麼做 　務必讓恥骨緊貼地板，並且伸展背脊。肩膀自然下垂，胸部向前推出，感覺頸部確實伸長。手肘也可以稍微彎曲。

下犬式 (Adho Mukha Svanasana)

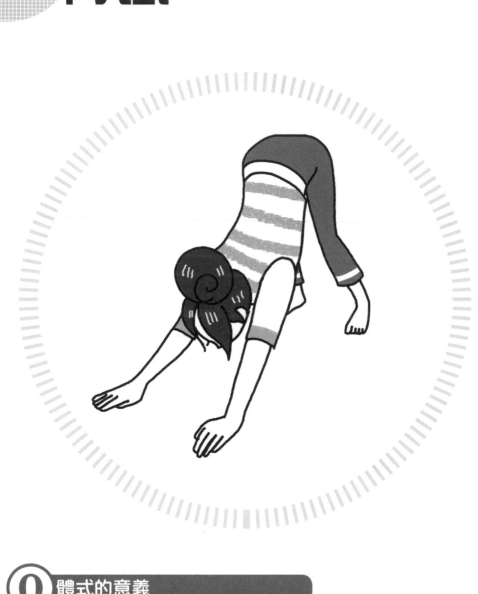

① 體式的意義

正確做到下犬式,有助於舒緩整個背部,也可以作為練習其他體式時的準備運動。背部放鬆,下半部的動作也會更加順暢,而且少了上半身的額外出力,更容易打造上虛下實(P41)的狀態。所以,上犬式可說是所有後彎體式的基礎。

① 有助於打造體式的準備動作

1 放鬆肩部1

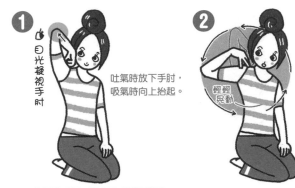

目光凝視手肘

吐氣時放下手肘，
吸氣時向上抬起。

輕輕晃動

不要用力擺動手肘，避免造成肩頸疼痛。

① 採取跪坐姿勢，將
右手置於右肩上，
向上抬高右手肘。

② 吐氣時右手手肘從
後面向下垂放，吸
氣時從前面向上抬
起（2次）。

③ 以相反於②的方向
重覆相同動作2
次。

④ 左手同樣步驟。

2 放鬆肩膀2

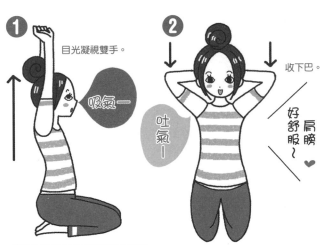

目光凝視雙手。

吸氣一

吐氣一

收下巴。

好舒服～

肩膀

♥

隨時提醒自己「輕鬆愉快地動作」。

① 採取跪坐姿勢，手
指交握於後腦杓，吸
氣時向上抬起雙手。

② 吐氣時雙手放下，
再次置於後腦杓。

③ 深呼吸，重覆5次
①和②的步驟。

◀ 3 讓背部柔軟好活動

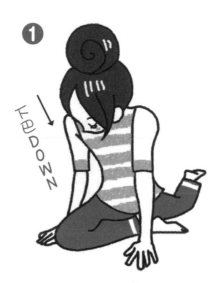

①右膝彎曲，左腳向後
伸長。

下巴 DOWN

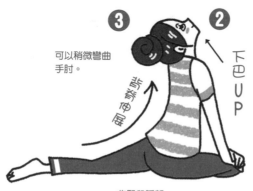

可以稍微彎曲
手肘。

背脊伸展

下巴 UP

收緊鼠蹊部。

②雙手置於右腿上，手
肘打直。

③抬起下巴時伸直背脊
（3次吸吐）。

④對側也是同樣步驟。

② 打造體式的動作

❶ 伸展膝蓋內側

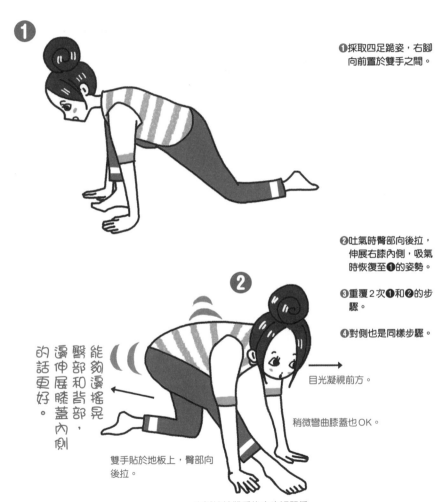

❶

❶採取四足跪姿，右腳向前置於雙手之間。

❷吐氣時臀部向後拉，伸展右膝內側，吸氣時恢復至❶的姿勢。

❸重覆2次❶和❷的步驟。

❷

❹對側也是同樣步驟。

目光凝視前方。

稍微彎曲膝蓋也OK。

能夠邊搖晃臀部和背部，邊伸展膝蓋內側的話更好。

雙手貼於地板上，臀部向後拉。

右腳縮於雙手後方也沒關係。

第 I 部 基礎課程　71

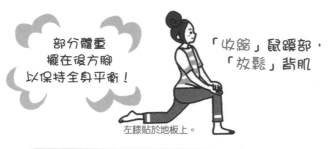

2 收緊鼠蹊部

部分體重
擺在後方腳
以保持全身平衡！

「收縮」鼠蹊部，
「放鬆」背肌

左膝貼於地板上。

❶採取上一頁②1之❶
的姿勢。

❷雙手置於右膝上，吐
氣時伸直手肘。

❸下一次吐氣時，將右
膝向前推並抬起頭
（2次吸吐）。

❹對側也是同樣步驟。

3 伸直背脊

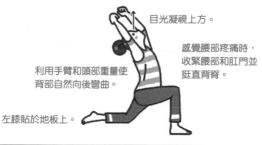

目光凝視上方。

感覺腰部疼痛時，
收緊腰部和肛門並
挺直背脊。

利用手臂和頭部重量使
背部自然向後彎曲。

左膝貼於地板上。

❶從2之❸的狀態開
始，吸氣時雙手向下
垂放→向前→向上抬
起。

❷吐氣時雙手由上往後
垂放，右膝向前推出
去（2次吸吐）。

❸對側也是同樣步驟。

4 伸展身體側面

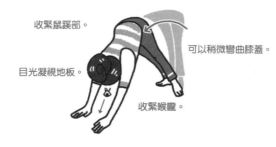

收緊鼠蹊部。

可以稍微彎曲膝蓋。

目光凝視地板。

收緊喉嚨。

❶從四足跪姿開始，吐
氣時雙腳推壓地板以
抬起臀部。

❷下一次吐氣時，臀部
緩緩向右側傾倒，伸
展身體左側。

❸吸氣時恢復原姿勢，
對側也是同樣步驟。

❹重複2次❷和❸的步
驟。

5 伸展膝蓋內側

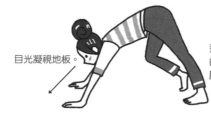

目光凝視地板。

透過抬起、放下腳跟
的動作來彎曲、伸直
膝蓋。

輕鬆愉快地彎曲、伸直膝蓋。

❶從4之❶的狀態開
始，進行2次彎曲、
伸直膝蓋的動作。

❷左膝也是同樣步驟。

❸吐氣時伸直兩側膝
蓋。

⑥ 體式完成型

吐氣時進一步收緊喉嚨和鼠蹊部。

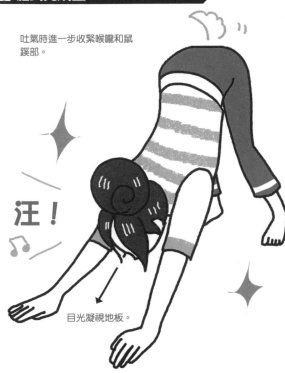

汪！

目光凝視地板。

❶維持❺之❸的狀態，感覺頭部隨著每次的吐氣向下垂。

❷吸氣時感覺上半身向上抬起。

❸❶和❷的動作維持3次吸吐。

❹休息一下，重複3次❶和❷的步驟。

❺吐氣時膝蓋著地，頭部也頂在地板上休息一下。

可以稍微彎曲膝蓋。

無法完成體式時

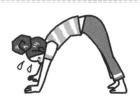

● 腰部、背部僵硬

● 膝蓋內側過度伸直

● 肩膀僵硬

※ 無法完成的理由 鼠蹊部沒有收緊，因為背部僵硬導致骨盆無法順利活動，進而使髖關節固定不能動。膝蓋若是過度伸直、肩膀緊繃，導致背部僵硬時，骨盆更加動彈不得。

！ 建議這麼做 如同⑥體式完成型中稍微彎曲膝蓋，有助於緩和背部肌肉和腰部。身體超硬的人則可以嘗試加深膝蓋彎曲的角度，讓腹部靠近大腿。只要肩、背舒服些，髖關節順利活動以促使鼠蹊部收緊，肩背自然不再緊繃，膝蓋內側也能舒服伸展。

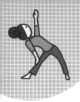
三角式 (Utthita Trikonasana)

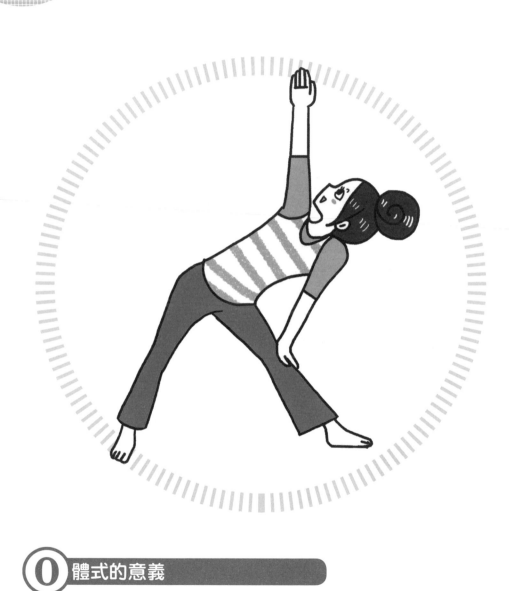

❶ 體式的意義

這是站式體位法的基本體式。調整身體的地基——雙腳和髖關節的位置，有助端正姿勢。想像下半身如同樹木的根緊緊抓住地面，扎實且穩定地站在地上。而上半身則如同枝葉向上向側邊延伸，如隨風搖曳般輕柔擺動。

① 有助於打造體式的準備動作

1 準伸展身體側面（稻穗式）

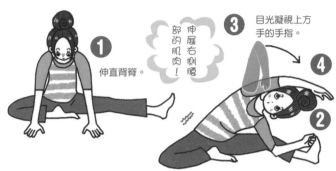

伸直背脊。

目光凝視上方手的手指。

伸展右側腹部的肌肉！

❶雙腳大大張開地坐在地板上，彎曲右膝。

❷左手抓住左腳腳趾，吐氣時上半身向左側傾倒。

❸將右手置於右肩上，抬高右手肘以伸展右側腹部。

❹吐氣時右手往左側伸展（停留4次吸吐）。

❺對側也是同樣步驟。

第2章

一起來練習瑜伽體式吧！

2 伸直背脊

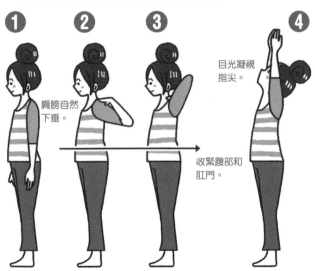

肩膀自然下垂。

目光凝視指尖。

收緊腹部和肛門。

❶雙腳併攏站立。

❷吸氣時將雙手置於肩膀上。

❸吐氣時手肘向天空。

❹雙手於頭上方合掌，大拇指交疊在一起，吸氣時向上伸展。

❺維持❹的動作3次吸吐，吐氣時慢慢放下手臂。

3 強化雙腳

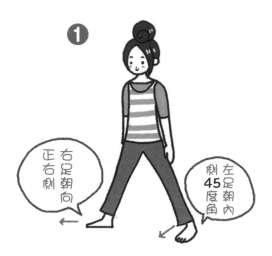

❶雙腳張開約1m寬。

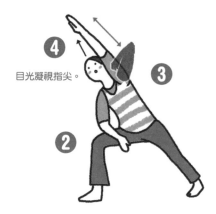

❷吐氣時彎曲右膝，右
手手肘置於大腿上以
支撐身體。

❸左手置於肩膀上，手
肘朝向天空。

❹吐氣時左手朝右上方
伸展。

❺對側也是同樣步驟。

② 打造體式的動作

1 調整上半身姿勢

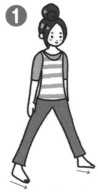

腳趾朝向正面

❶雙腳張開約1m寬，腳尖朝向正面。

❷雙手置於鼠蹊部上，挺直背脊，吐氣時上半身向前傾倒。

❸左手貼於地板上，上半身向右側扭轉。

臀部向後突出時，慢慢向前傾倒上半身。

可以稍微彎曲膝蓋。

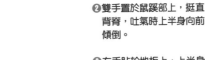

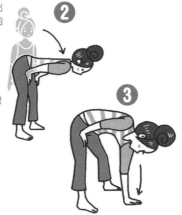

目光凝視指尖

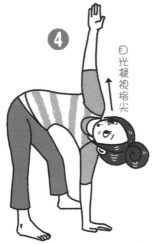

❹吐氣時右手向上高舉，維持全身平衡（2次吸吐）。

❺吐氣時右手放下，邊吸氣邊慢慢恢復❶的姿勢。

❻對側也是同樣步驟。

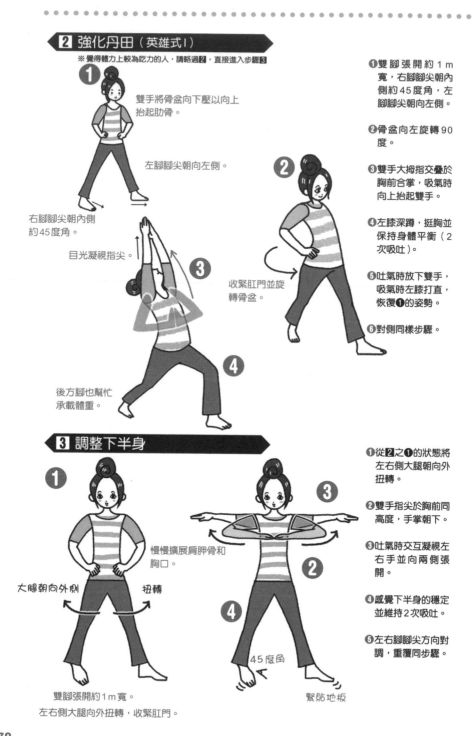

◀ 2 強化丹田（英雄式I）▶

※覺得體力上較為吃力的人，請略過2，直接進入步驟3

1

雙手將骨盆向下壓以向上抬起肋骨。

左腳腳尖朝向左側。

右腳腳尖朝內側約45度角。

2

3

目光凝視指尖。

收緊肛門並旋轉骨盆。

4

後方腳也幫忙承載體重。

❶雙腳張開約1m寬，右腳腳尖朝內側約45度角，左腳腳尖朝向左側。

❷骨盆向左旋轉90度。

❸雙手大拇指交疊於胸前合掌，吸氣時向上抬起雙手。

❹左膝深蹲，挺胸並保持身體平衡（2次吸吐）。

❺吐氣時放下雙手，吸氣時左膝打直，恢復❶的姿勢。

❻對側同樣步驟。

◀ 3 調整下半身 ▶

1

慢慢擴展肩胛骨和胸口。

大腿朝向外側　扭轉

雙腳張開約1m寬。

左右側大腿向外扭轉，收緊肛門。

3

2

4

45度角

緊貼地板

❶從2之❶的狀態將左右側大腿朝向外扭轉。

❷雙手指尖於胸前同高度，手掌朝下。

❸吐氣時交互凝視左右手並向兩側張開。

❹感覺下半身的穩定並維持2次吸吐。

❺左右腳腳尖方向對調，重覆同步驟。

4 體式完成型

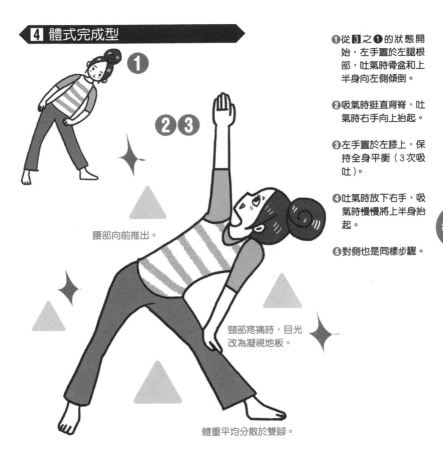

腰部向前推出。

頸部疼痛時，目光改為凝視地板。

體重平均分散於雙腳。

❶從 **3** 之 ❶ 的狀態開始，左手置於左腿根部，吐氣時骨盆和上半身向左側傾倒。

❷吸氣時挺直背脊，吐氣時右手向上抬起。

❸左手置於左膝上，保持全身平衡（3次吸吐）。

❹吐氣時放下右手，吸氣時慢慢將上半身抬起。

❺對側也是同樣步驟。

無法完成體式時

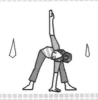

● 上半身倒向斜前方。

● 頸部、腰部、膝蓋等處出現疼痛症狀。

※ 無法完成的理由 急著傾倒上半身易導致動作過於牽強，而引起身體各部位疼痛。另外，下半身尚未準備妥當，上半身就過於用力，會無法維持全身平衡。

！ 建議這麼做 隨時注意骨骼使用方式以緩和肌肉的緊繃，並且仔細確認打造體式的每一個步驟，只要下半身安定，全身動作自然流暢。伸直背脊和後頸部對放鬆上半身也很有效。

坐角式 (Upavistha Konasana)

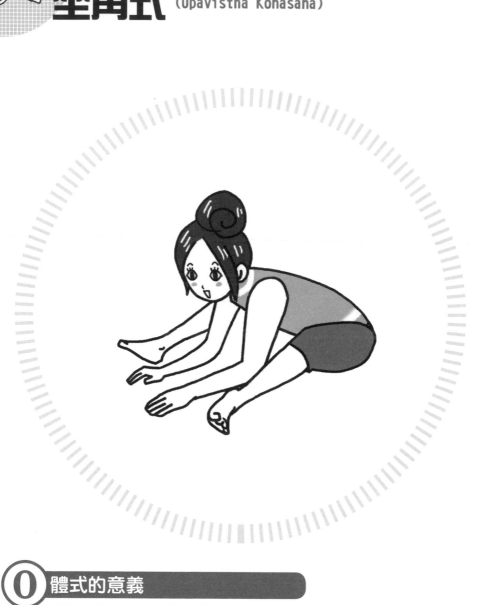

① 體式的意義

平時容易駝背的人，由於已經養成骨盆後傾的習慣，比較難以順利做出開腿前彎的動作。然而勤練這種體式，不僅能舒緩腰部和背部緊繃，步伐也會愈來愈輕鬆，成為姿態優雅的美人將指日可待。除此之外，這個體式也能有效預防婦科毛病和男性泌尿系統的問題，建議大家每天練習。

① 有助於打造體式的準備動作

1 放鬆頸部和肩膀（貓式→小狗伸展式）

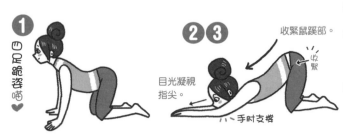

①採取四足跪姿。

②左右手依序向前伸長，雙肘貼於地板上。

③胸口慢慢靠近地板，感覺背脊伸展（3次吸吐）。

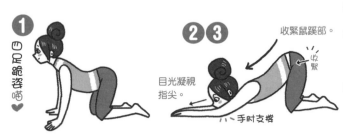收緊鼠蹊部。

目光凝視指尖。

手肘支撐

收緊

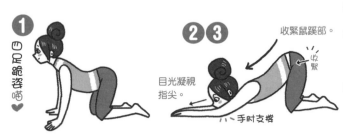貓跪姿①

2 讓腰部變柔軟1

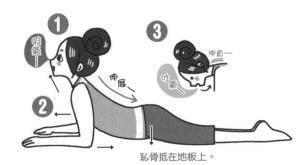

吸氣

伸展

吐氣

伸直

恥骨抵在地板上。

①採取俯趴姿勢，用手肘支撐身體。

②氣時抬起下巴，將手肘向後拉回並將胸口向前推出去。

③吐氣時收下巴，感覺後頸部和腰部的伸展。

④重覆3次②和③的步驟。

3 讓腰部變柔軟2

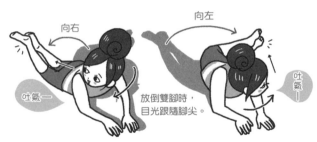

向右

向左

吐氣

吐氣

放倒雙腳時，目光跟隨腳尖。

①從2之①的狀態開始，彎曲膝蓋並將足底朝向天花板。

②吐氣時雙腳倒向右側（左膝騰空），吸氣時再次將足底朝向天花板。

③左側也是同樣步驟。

④左右側各3次。

▶ 4 放鬆髖關節

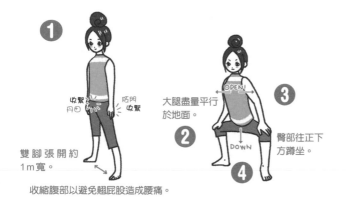

大腿盡量平行於地面。

臀部往正下方蹲坐。

雙腳張開約1m寬。

收緊肛門

收縮腹部以避免翹屁股造成腰痛。

❶雙腳張開約1m寬。

❷腳尖和膝蓋朝外側張開。

❸雙手置於大腿上，做出擴胸動作。

❹背脊挺直，腰部向下沉並擴胸，停留5次吸吐。

▶ 5 伸展大腿內側

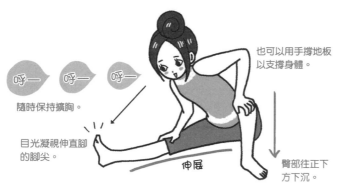

也可以用手撐地板以支撐身體。

隨時保持擴胸。

目光凝視伸直腳的腳尖。

伸展

臀部往正下方下沉。

❶從 4 之 ❹ 的狀態將上半身向左側滑移，吐氣時彎曲左膝，伸直右膝。

❷下一次的吐氣時伸展右腿內側，停留3次吸吐。

❸吸氣時恢復至 4 之 ❹ 的狀態，對側也是同樣步驟。

② 打造體式的動作

❶ 讓腰部和髖關節變柔軟

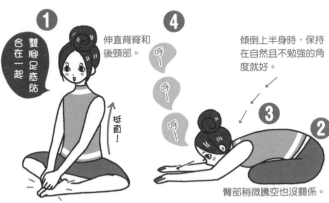

雙腳足底貼合在一起

伸直背脊和後頸部。

挺直！

傾倒上半身時，保持在自然且不勉強的角度就好。

呼～ 呼～ 呼～

臀部稍微騰空也沒關係。

❶雙腳足底貼合在一起，伸直背脊（膝蓋稍微騰空也沒關係）。

❷將臀部向後拉，雙手置於地板上。

❸用手支撐身體，吐氣狀態下感覺身體重量的同時前傾倒。

❹專注於腰部和髖關節，停留3次吸吐。吸氣時慢慢抬起上半身。

❷ 放鬆背部

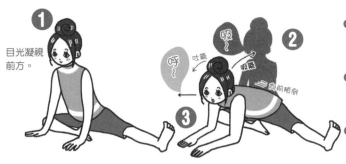

目光凝視前方。

呼～ 吐氣 吸氣 吸氣 向前傾倒

❶右腳膝蓋彎曲，左腳向側邊伸直。

❷將臀部向後拉，雙手置於前方地板以支撐身體。

❸吐氣時稍微向前傾，感覺背脊伸直（2次吸吐）。

❹吸氣時緩緩抬起上半身。

❺對側也是同樣步驟。

③ 放鬆大腿內側

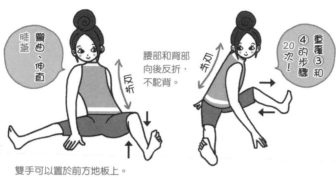

腰部和背部
向後反折，
不駝背。

雙手可以置於前方地板上。

❶ 雙腳大大張開，挺
直背脊。

❷ 右手置於身體前
方，左手置於身體
後方。

❸ 輕柔地輪流彎曲、
伸直左右腳膝蓋
（20次）。

❹ 左右手位置交換，
重覆進行❸的步驟
（20次）。

④ 小幅度振動骨盆

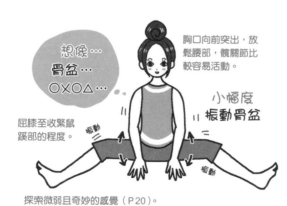

胸口向前突出，放
鬆腰部，髖關節比
較容易活動。

想像…
骨盆…
○╳○△…

屈膝至收緊鼠
蹊部的程度。

小幅度
振動骨盆

探索微弱且奇妙的感覺（P20）。

❶ 想像「髖關節是負責連結一根
大骨（股骨）和骨盆的關節」。

❷ 想像「藉由確實固定股骨，好
讓骨盆順暢地向前傾倒」。

❸ 雙腳大大張開並稍微彎曲膝
蓋，利用恥骨離地、著地方式
讓骨盆前後小幅度地振動
（20次）。

❹ 輕柔地輪流彎曲、伸直左右腳
膝蓋，專注並感受髖關節的動
作。

5 體式完成型

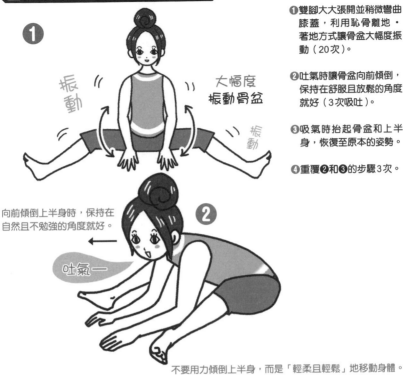

❶雙腳大大張開並稍微彎曲膝蓋，利用恥骨離地・著地方式讓骨盆大幅度振動（20次）。

❷吐氣時讓骨盆向前傾倒，保持在舒服且放鬆的角度就好（3次吸吐）。

❸吸氣時抬起骨盆和上半身，恢復至原本的姿勢。

❹重覆❷和❸的步驟3次。

振動
大幅度
振動骨盆
振動

❶

向前傾倒上半身時，保持在自然且不勉強的角度就好。

吐氣—

❷

不要用力傾倒上半身，而是「輕柔且輕鬆」地移動身體。

無法完成體式時

骨盆過度向後拉…？

頭部過度下垂…？

● 骨盆向後倒。

● 頭部過於下垂。

※ 無法完成的理由 和之前的坐姿前彎式相同，背部彎曲易使肩膀、腰部、髖關節僵硬，進而導致骨盆無法順暢活動。再加上頭部下垂使頸肩更僵硬，更不舒服。能否順利完成體式完成型，取決於背部和腰部是否柔軟。

! 建議這麼做 腰部容易緊繃的人，可以屈膝並調整姿勢至骨盆最舒服的角度。反覆練習每一個過程，只要髖關節活動自如，自然能夠順利打造體式。②之❹和❺是非常具有效果的練習法，確實放鬆腰部和背部並向後反折，「令人感到舒服的完成型」就近在咫尺。

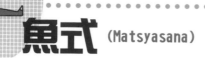

魚式 (Matsyasana)

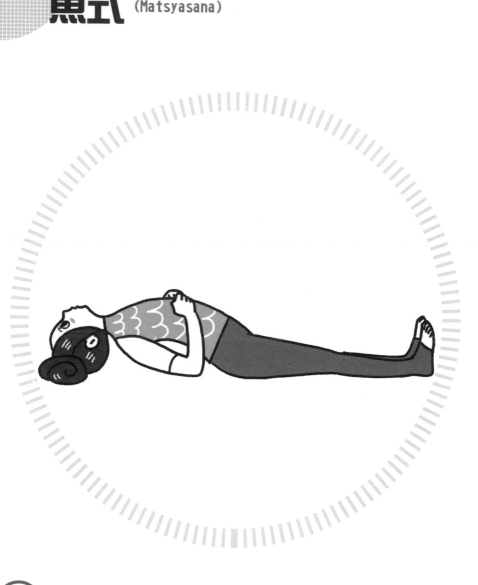

❶ 體式的意義

這是一種擴胸並伸展全身的體式。不僅能順暢呼吸，還能刺激甲狀腺以提升代謝速度。同時也能消除過度使用手機所造成的頸椎過直問題。1天練習1次，讓自己心情舒暢又積極正向。

① 有助於打造體式的準備動作

1 擴胸（兔式）

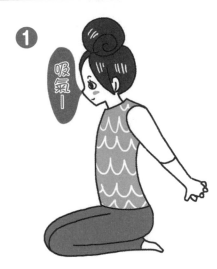

吸氣—

❶採取跪坐姿勢，雙手手指交握於背後。

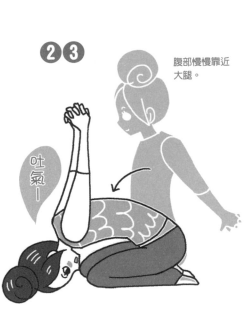

❷❸

腹部慢慢靠近大腿。

吐氣—

❷收緊鼠蹊部，吐氣時額頭抵在地板上。

❸手臂向上抬高至舒服的角度，感受身體的膨脹與收縮（2次吸吐）。

◤2◢ 伸展後頸部（兔式）

※擔心有暈眩情況的人，請省略◤2◢，直接進入步驟◤3◢

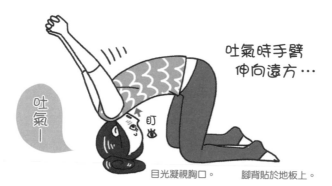

吐氣時手臂
伸向遠方…

吐氣―

盯ㅎ

目光凝視胸口。　　腳背貼於地板上。

❶從◤1◢之❸的狀態向
上抬起臀部，並將
頭頂部抵在地板
上。

❷吐氣時將手臂向上
抬高，後頸部伸直
（2次吸吐）。

❸吐氣時慢慢放下手
臂貼於地板，額頭
也再次貼地，稍微
休息一下。

◤3◢ 讓脊椎柔軟有彈性

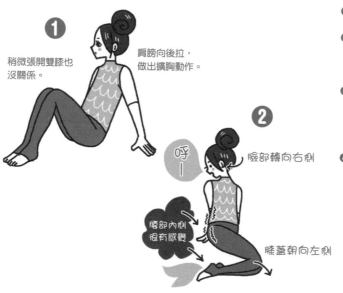

稍微張開雙膝也
沒關係。

肩膀向後拉，
做出擴胸動作。

❶

❷

呼―

臉部轉向右側

臀部內側
很有感覺

膝蓋朝向左側

❶屈膝而坐。

❷吐氣時膝蓋朝左側
傾倒，臉部轉向右
側。

❸吸氣時臉部和膝蓋
恢復至原本位置，
對側也是同樣步
驟。

❹重覆❷和❸的步驟
5次。

② 打造體式的動作

1 強化丹田

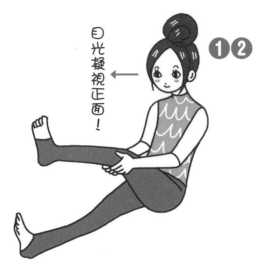

目光凝視正面！

❶採取雙腳伸直的坐姿。

❷用雙手抬起左腳，吐氣時抬起，吸氣時放下（5次）。

❸如同❷的步驟，抬起、放下右腿。

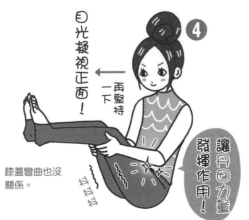

目光凝視正面！

再堅持一下

膝蓋彎曲也沒關係。

讓丹田力量發揮作用！

將注意力擺在坐骨和地板的接觸部位。

❹用雙手抬起雙腳，保持平衡（3次吸吐）。

❺吐氣時慢慢放下雙腳，恢復至❶的姿勢。

◀ 2 收緊腹部和喉嚨 ▶

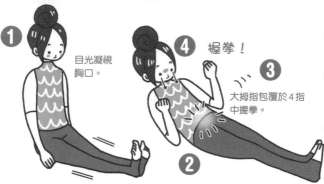

目光凝視胸口。

握拳！

大拇指包覆於4指中握拳。

❶採取雙腳伸直的坐姿。

❷上半身向後傾倒，吐氣時右手手肘著地。

❸吐氣時左手手肘著地，然後用雙側手肘支撐上半身。

❹視線擺在胸口，吐氣時收緊喉嚨和腹部。

◀ 3 用力將下巴推出去（完成型）▶

視線依前→上→後的順序移動。

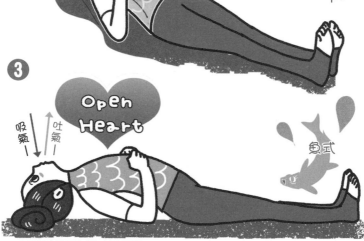

Open Heart

吸氣 吐氣

魚式

❶從 2 之 ❹ 的狀態開始，吐氣時胸口向前突出，並用力收下巴。

❷抬起下巴並於吐氣時慢慢讓頭頂部著地。

❸感覺胸口於吸氣時鼓起，於吐氣時下沉（3次吸吐）。

❹吐氣時背部貼地，恢復仰躺姿勢後休息一下。

舌頭頂在門牙內側，伸直喉嚨。

過程中覺得噁心想吐的人，請吐氣並慢慢恢復仰躺姿勢，安靜休息一下。

4 應用～從仰躺姿勢打造體式

❶雙腳併攏，仰躺在地。

❷手掌朝上置於臀部下方。

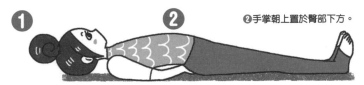

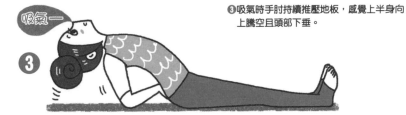

❸吸氣時手肘持續推壓地板，感覺上半身向上騰空且頭部下垂。

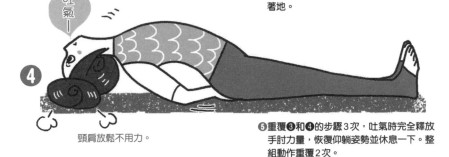

❹吐氣時慢慢釋放手肘的推壓力量，讓頭部著地。

頸肩放鬆不用力。

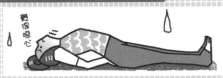

❺重覆❸和❹的步驟3次，吐氣時完全釋放手肘力量，恢復仰躺姿勢並休息一下。整組動作重覆2次。

過程中覺得噁心想吐的人，請慢慢恢復仰躺姿勢，安靜休息一下。

無法完成體式時

● 縮肩。

● 頸部過於用力。

● 感覺噁心不舒服。

※ 無法完成的理由 縮肩造成頸部和腰部緊繃，胸椎無法舒服地伸展。帶著害怕的心情打造體式，再加上強行模仿體式形狀而彎曲頸部，恐會導致頸部神經受到壓迫而出現身體不適症狀。

！ 建議這麼做 頸部和胸部、腹部、腰部息息相關，只要確實收縮腹部，頸胸腹自然放鬆不緊繃。不要強行以肌肉力量彎曲頸部，而是想像骨骼呈後彎形狀，不要過度用力，胸廓自然能夠舒服地向外擴展。除此之外，仔細體會頭部下垂，不用力的感覺，腰部也會比較輕鬆舒服。

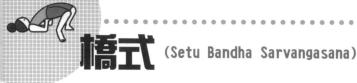

橋式 (Setu Bandha Sarvangasana)

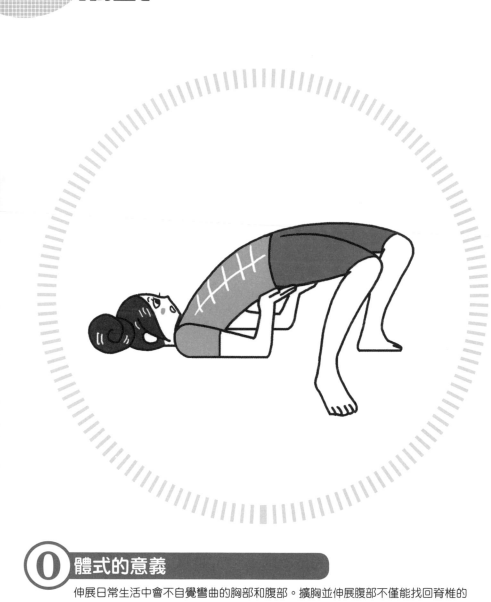

⓿ 體式的意義

伸展日常生活中會不自覺彎曲的胸部和腹部。擴胸並伸展腹部不僅能找回脊椎的強韌與彈性，還能使頸部線條更加優美。這個體式的完成型是以最小限度的臂力支撐放鬆的身體，讓全身都能維持在放鬆的狀態。建議大家細心體會那種舒服又舒暢的感覺。

① 有助於打造體式的準備動作

❶ 伸展身體側面

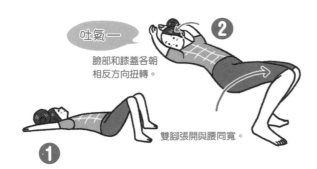

吐氣一

臉部和膝蓋各朝
相反方向扭轉。

雙腳張開與腰同寬。

❶採取仰躺屈膝姿勢，手臂往
頭頂方向伸直。

❷吐氣時臉部轉向右側，雙膝
朝左側傾倒，吸氣時再恢復
原本姿勢。

❸對側也是同樣步驟。

❹重覆❷和❸的步驟5次。

❷ 放鬆後頸部 1

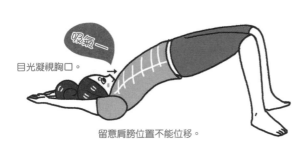

吸氣一

目光凝視胸口。

留意肩膀位置不能位移。

❶從❶之❶的狀態開始，吸氣
時雙腳足底推壓地板，感覺
尾骨向上騰空，以及腰線部
位下沉。

❷下一次吸氣時抬高臀部，感
覺後頸部的伸展（3次吸
吐）。

❸吐氣時慢慢放下臀部。

3 放鬆後頸部 2

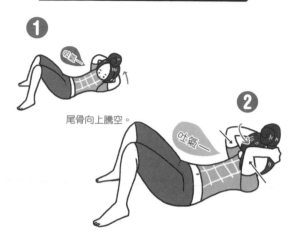

尾骨向上騰空。

①採取仰躺屈膝姿勢，雙手手指交握於腦後，吸氣時抬起頭。

②吐氣時手肘互相靠近，右手手肘向左側移動，臉部也同樣轉向左側。

③吸氣時手肘恢復至原本位置，對側也是同樣步驟。

④左右側各進行3次。

4 伸展大腿前側

膝蓋沒有問題的人，可以同時彎曲兩側膝蓋。

目光凝視胸口。

感覺後頸部和大腿前側的伸展。

伸直

彎曲的膝蓋騰空也沒關係。

慢慢仰躺在地

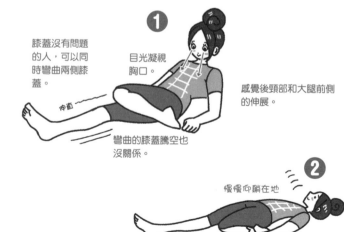

①雙腿伸直坐在地板上，彎曲左膝，足跟置於左側臀部旁邊。

②利用雙肘力量讓身體慢慢仰躺在地，左腿伸直（3次吸吐）。

③對側也是同樣步驟。

② 打造體式的動作

1 放鬆頸部、背部、腰部

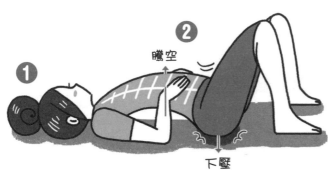

曨空

下壓

①採取仰躺屈膝姿勢，
　雙手置於腹部上方。

②吸氣時尾骨用力下壓
　地板，感覺腰線部位
　和後頸部的伸展。

③吐氣時雙腳用力下壓
　地板，感覺尾骨向上
　騰空、腰線部位下
　沉、下巴放鬆。

④輕柔地重複②和③和
　的步驟20次。

⑤膝蓋伸直仰躺在地，
　感覺背部和腰部放
　鬆。

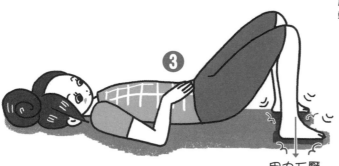

用力下壓

留意骨盆的角度變化。

第²章

一起來練習瑜伽體式吧！

2 讓腰部變柔軟

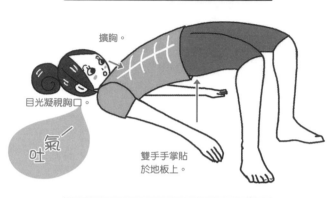

擴胸。

目光凝視胸口。

吐氣

雙手手掌貼
於地板上。

❶採取仰躺屈膝姿勢,雙腳稍
微張開。

❷吸氣時抬起尾骨。

❸輕輕活動肩膀和臉部,雙臂
互相靠攏。

❹吐氣時抬高臀部(2次吸
吐)。

❺吐氣時背部慢慢貼於地板
上,雙腳伸直。

❻重複❶~❹的步驟3次。

3 擴胸

吐氣~

足底貼於地
板上。

利用肩膀來移動身
體,而不是雙腳,用
手抓住腳踝部位。

抓不到腳踝時,僅用手觸碰雙腳也可以。

❶從❷之❹的狀態開
始,右手抓住右腳
踝,左手抓住左腳
踝。

❷吐氣時於手肘伸直
狀態下抬高臀部,
停留2次吸吐。

4 體式完成型

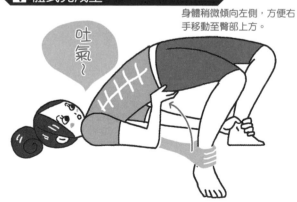

身體稍微傾向左側,方便右
手移動至臀部上方。

吐氣~

❶從❸之❷的狀態開
始,吐氣時身體稍
微傾向左側,讓右
手手肘往內側移
動。

❷右手撐在臀部上方
以支撐身體。

覺得手腕痛的話,於❸之❷的步驟停留4次吸吐後就結束。

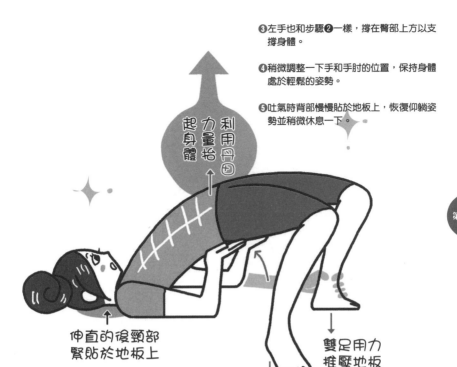

❸左手也和步驟❷一樣，撐在臀部上方以支撐身體。

❹稍微調整一下手和手肘的位置，保持身體處於輕鬆的姿勢。

❺吐氣時背部慢慢貼於地板上，恢復仰躺姿勢並稍微休息一下。

利用丹田力量抬起身體

伸直的後頸部緊貼於地板上

雙足用力推壓地板

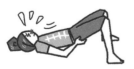
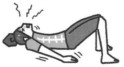

無法完成體式時

● 在腰部不動的狀態下試圖抬起臀部。

● 下巴抬高導致頸部變緊繃。

※ 無法完成的理由 　　一直專注於抬臀動作，背部和頸部容易變僵硬。另外，不自覺抬起下巴也會導致腰部和肩膀緊繃而使肩胛骨不易活動。一旦肩胛骨活動性變差，便無法將雙手置於背部下方以支撐身體。

！建議這麼做 　　多意識②之❶的尾骨向上騰空與腰線部位下沉，並且雙足用力推壓地板以抬高臀部。後頸部放鬆，背部自然不會緊繃，也就能輕鬆抬高臀部。另外，手臂和肩膀盡量放柔軟，有助於雙手確實支撐身體。

第2章 一起來練習瑜伽體式吧！

第Ⅰ部 基礎課程 **97**

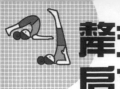

犁式 (Halasana)
肩立式 (Slamba Sarvangasana)

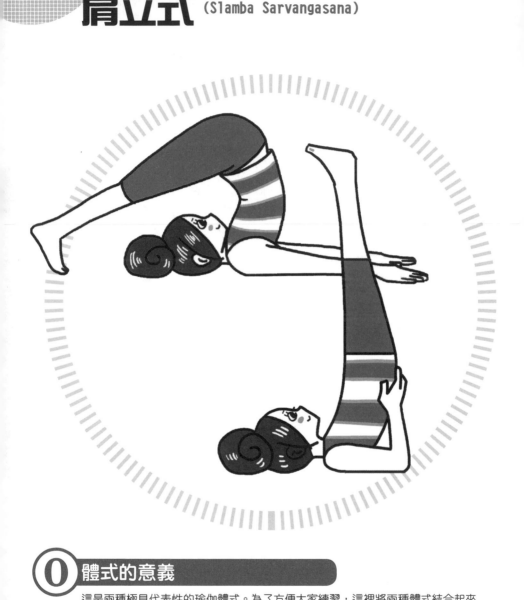

① 體式的意義

這是兩種極具代表性的瑜伽體式。為了方便大家練習，這裡將兩種體式結合起來一起說明。由於身體必須對抗重力，對改善內臟下垂和血液循環不良有極為不錯的效果，同時也有助於神經傳導。然而刺激性相對較大，請務必視身體狀況進行練習。

★女性生理期時盡量不要做。

① 有助於打造體式的準備動作

1 放鬆背部

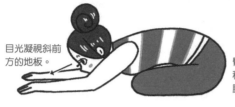

目光凝視斜前方的地板。

臀部可以稍微向上騰空。

❶先採取盤腿坐姿勢，吸氣時伸直背脊。

❷吐氣時臀部向後拉，上半身向前傾倒。

❸雙肘貼於地板上並將胸部向前推出。

❹手臂向前伸展，感覺背部放鬆（3次吸吐）。

2 強化丹田

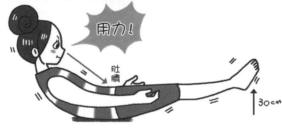

用力！

肚臍

30cm

腰線部位貼於地板上。

❶仰躺且雙腳併攏，吐氣時抬起頭部和肩膀，目光凝視肚臍。

❷雙腳抬高離地30cm，收緊喉嚨、腹部和肛門，並且暫時屏氣（約10秒）。

❸吐氣時慢慢恢復仰躺姿勢。

❹重複❶❷❸的步驟3次。

3 收緊鼠蹊部

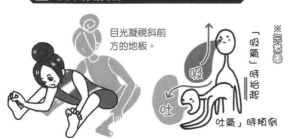

目光凝視斜前方的地板。

「吸氣」時抬起

吸

吐

「吐氣」時傾倒

※示意圖

上半身於雙腳之間向前傾倒。

❶雙腳張開並屈膝坐於地板上，用手抓住腳尖。

❷吸氣時背脊伸直，吐氣時收緊鼠蹊部並將上半身向前傾倒。

❸感覺吸氣時身體向上抬起，吐氣時身體下沉（3次吸吐）。

❹ 放鬆腰部

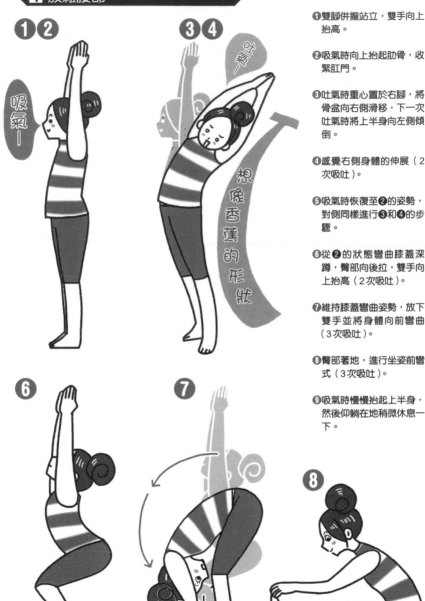

❶雙腳併攏站立，雙手向上抬高。

❷吸氣時向上抬起肋骨，收緊肛門。

❸吐氣時重心置於右腳，將骨盆向右側滑移，下一次吐氣時將上半身向左側傾倒。

❹感覺右側身體的伸展（2次吸吐）。

❺吸氣時恢復至❷的姿勢，對側同樣進行❸和❹的步驟。

❻從❷的狀態彎曲膝蓋深蹲，臀部向後拉，雙手向上抬高（2次吸吐）。

❼維持膝蓋彎曲姿勢，放下雙手並將身體向前彎曲（3次吸吐）。

❽臀部著地，進行坐姿前彎式（3次吸吐）。

❾吸氣時慢慢抬起上半身，然後仰躺在地稍微休息一下。

動作的同時收緊鼠蹊部。

稍微彎曲膝蓋也沒關係。

② 打造體式的動作

1 放鬆腰、背部

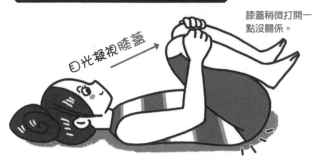

膝蓋稍微打開一點沒關係。

目光凝視膝蓋

後頸部、肩膀和腰部愈放鬆愈能緊貼於地板上。

❶先仰躺在地，雙手抱住膝蓋。

❷深彎膝蓋，收下巴，收緊鼠蹊部。

❸感覺後頸部、肩膀、腰部貼於地板上（5次吸吐）。

2 伸展脊椎

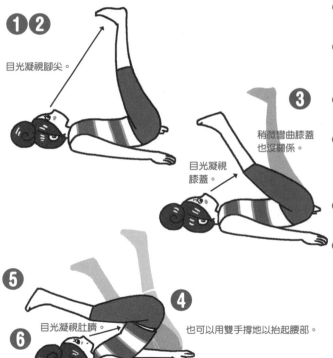

❶❷
目光凝視腳尖。

❸
稍微彎曲膝蓋也沒關係。
目光凝視膝蓋。

❺
目光凝視肚臍。
❻

❹
也可以用雙手撐地以抬起腰部。

❶伸直膝蓋並向上抬起雙腳。

❷收緊喉嚨和腹部，感覺脊椎的放鬆（2次吸吐）。

❸吐氣時膝蓋朝臉部方向靠近。

❹用力收緊喉嚨，吐氣時雙手用力推壓地板使臀部向上抬高。

❺伸直後頸部，讓雙腳平行於地板。

❻頭部輕微且輕柔地左右擺動，放鬆頸部的緊繃。

不要利用雙腳的反作用力來抬起臀部，而是用雙手推壓地板的力量慢慢使臀部向上抬起。

若 2 的動作造成手臂疼痛，請吐氣並慢慢放下雙腳，恢復仰躺姿勢休息一下。

❸ 犁式完成型

❶吐氣時腳尖靠近地板。

❷下一次吐氣時伸直阿基里斯腱，吸氣時放鬆阿基里斯腱（3次吸吐）。

❸感覺身體在吐氣時伸展，在吸氣時放鬆（5次吸吐）。

❹收緊腹部，後頸部推壓地板好讓臀部抬得更高。

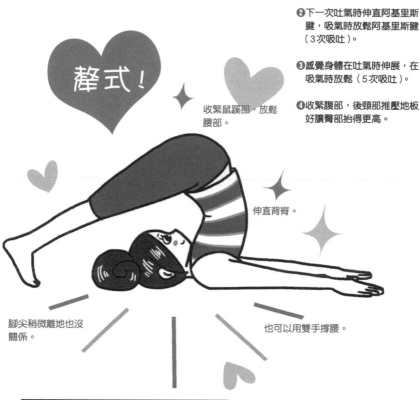

犁式！

收緊鼠蹊部，放鬆腰部。

伸直背脊。

腳尖稍微離地也沒關係。

也可以用雙手撐腰。

❹ 犁式～肩立式

❶從❸之❹的狀態開始，將雙手撐於腰部以支撐身體。

❷吸氣時抬起右腳。

❸下一次吸氣時抬起左腳並與右腳併攏。

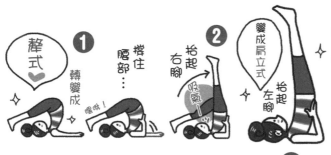

5 肩立式完成型

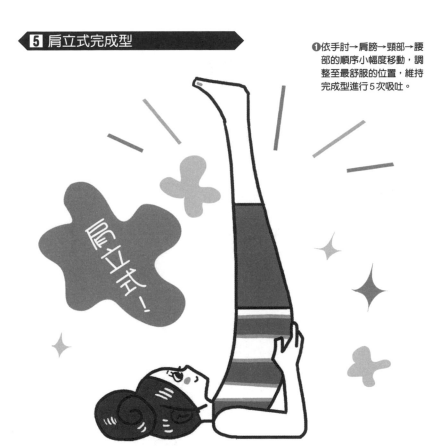

①依手肘→肩膀→頸部→腰部的順序小幅度移動，調整至最舒服的位置，維持完成型進行5次吸吐。

6 肩立式～仰躺姿勢

①吐氣時放下左腳，下一次吐氣時放下右腳，恢復至犁式體式。

②用手撐住腰部，吐氣時慢慢讓背部貼住地板。

③放開撐住腰部的手，放下腳讓身體仰躺在地。

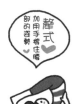

輪流放下左右腳。

加用手撐住腰部的犁式

完成犁式體式（用手支撐腰部）。

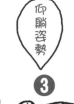

背部貼地（和②之①相同形狀）。

仰躺姿勢

仰躺。

不要快速放下背部和腰部，動作輕柔緩慢才不會對頸部造成負擔。

7 應用～讓肩立式變得更容易

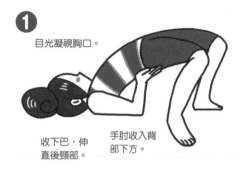

1

目光凝視胸口。

收下巴,伸
直後頸部。

手肘收入背
部下方。

❶先打造橋式(P97)。

❷雙手確實支撐臀部,吐
氣時慢慢抬起右腳。

❸將右腳再向上抬高,感
覺左腳腳尖離開地板。

❹吐氣時雙腳併攏,保持
腰部反折(3次吸吐)。

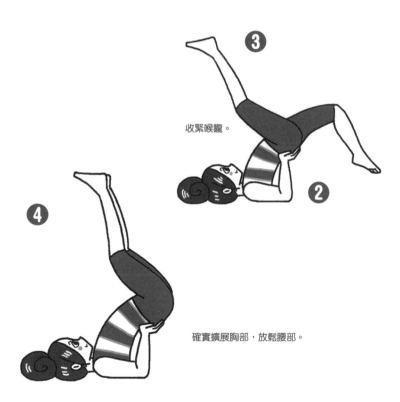

3

收緊喉嚨。

2

4

確實擴展胸部,放鬆腰部。

104

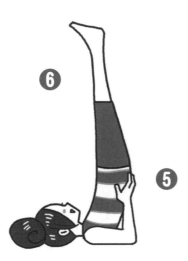

⑤雙手移至身體下方，重新支撐好身體。

⑥吸氣時伸直雙腳，吐氣時伸展腹部並停留3次吸吐。

⑦吐氣時慢慢將背部貼近地板，下一次吐氣時放下雙腳，仰躺休息一下。

無法穩定做出❶的姿勢時，請暫時不要繼續挑戰。

無法完成體式時

● 臀部沒有向上抬起。

● 雙腳難以向上抬起，覺得不舒服。

※ 無法完成的理由 犛式中抬高臀部時，若下巴向前突出，容易因為肩膀和頸部僵硬而限制動作的完成度。有些人會利用抬腳的力道順勢抬起臀部，但這樣反而容易造成頸部過於用力。其實臀部有沒有抬高都沒關係，只要頸部不緊繃，動作安定且覺得舒服就好。

！ 建議這麼做 確實執行①放鬆背部。另外，進一步收緊鼠蹊部，不僅有助放鬆腰部，也更能輕鬆打造體式。而坐姿前彎式對舒服地打造犛式和肩立式也很有幫助。請大家務必溫柔、細心地進行每一個步驟。

上弓式 (Urdhva Dhanurasana)

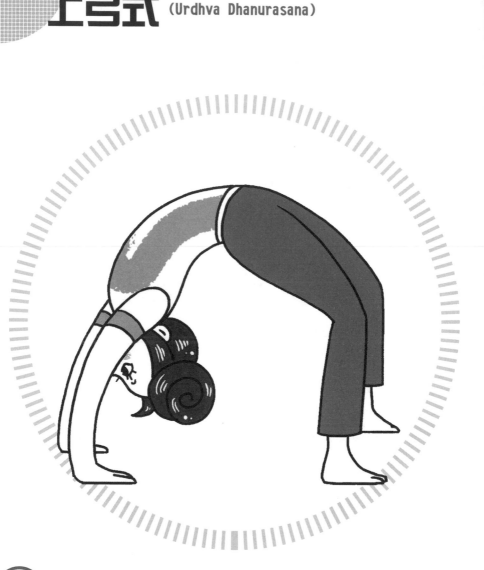

⓪ 體式的意義

這個體式非常適合有駝背習慣或深受身體不適所苦的人。確實伸展容易收縮的大腿正面～腹部～胸部，頸部放鬆後，頭腦自然清晰靈光。對於不擅長將身體向後反折的人，這個動作看似困難，但隨時意識著「輕鬆快樂動」和丹田用力，肯定能夠輕鬆又舒服地完成體式。

① 有助於打造體式的準備動作

1 伸展大腿

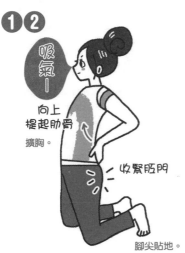

吸氣—

向上
提起肋骨

擴胸。

收緊肛門

腳尖貼地。

❶從跪坐姿勢變成立膝姿勢，雙膝稍微張開。

❷雙手撐於腰部，吸氣時向上提起肋骨。

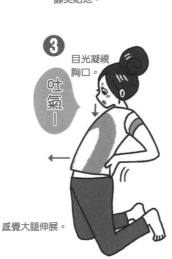

目光凝視
胸口。

吐氣—

感覺大腿伸展。

❸吐氣時骨盆向前突出，伸展大腿。

❹吸氣時恢復至❶的姿勢。

❺重複進行3次。

▌2 放鬆胸部和腰部（駱駝式）

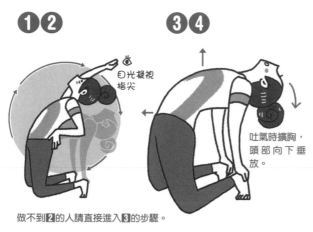

目光凝視指尖

吐氣時擴胸，頭部向下垂放。

做不到❷的人請直接進入❸的步驟。

❶從▌1之❸的狀態輕輕反折背部。

❷吸氣時抬起右手，吐氣時將右手置於右腳足跟上以支撐身體。

❸同步驟❷，左手置於左腳足跟上。

❹吸氣時胸口向上挺，吐氣時將腰部向前挺出（3次吸吐）。

❺吐氣時將腰部向前推，抬起頭，恢復原本姿勢。

▌3 伸展鼠蹊部

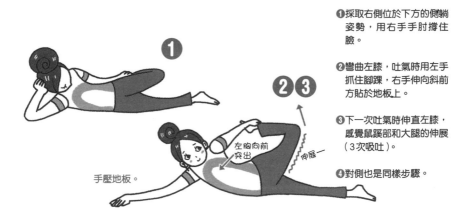

手壓地板。

左胸向前突出

伸展

❶採取右側位於下方的側躺姿勢，用右手手肘撐住臉。

❷彎曲左膝，吐氣時用左手抓住腳踝，右手伸向斜前方貼於地板上。

❸下一次吐氣時伸直左膝，感覺鼠蹊部和大腿的伸展（3次吸吐）。

❹對側也是同樣步驟。

② 打造體式的動作

1 放鬆背部1

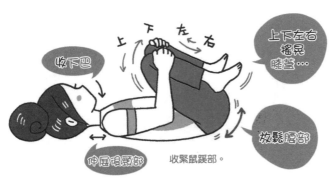

上 下 左 右

收下巴

上下左右搖晃膝蓋…

放鬆臀部

伸展後頸部

收緊鼠蹊部。

輕輕地小幅度搖晃膝蓋。

❶仰躺在地，收下巴，抱住雙膝並伸展腰部。

❷隨時留意放鬆背部，抱住雙膝上下左右搖晃30次。

2 放鬆背部1

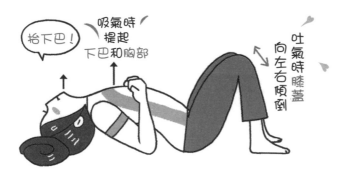

抬下巴！

吸氣時提起下巴和胸部

吐氣時膝蓋向左右傾倒

活動膝蓋的同時感覺背部放鬆。

❶採取仰躺屈膝姿勢。

❷吸氣時手肘推壓地板，抬起下巴和胸部。

❸吐氣時膝蓋向左側傾倒，吸氣時恢復原本姿勢。

❹對側同樣進行❸的步驟。

❺重覆❸和❹的步驟5次。

3 上弓式完成型

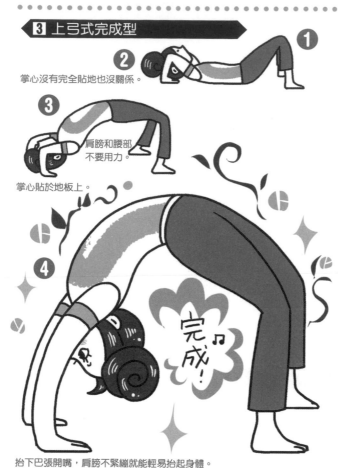

掌心沒有完全貼地也沒關係。

肩膀和腰部不要用力。

掌心貼於地板上。

完成♪！

抬下巴張開嘴，肩膀不緊繃就能輕易抬起身體。

❶採取仰躺屈膝姿勢。

❷雙手各置於雙耳的兩側，指尖朝向足底方向。

❸吸氣時用力抬起下巴，用頭和手腳支撐身體。

❹吐氣時雙手雙腳推壓地板，頭部離開地面，停留3次吸吐。

❺吐氣時慢慢將頭部放至地板上，背部貼地稍微休息一下。

4 應用1～使用輔助台打造體式

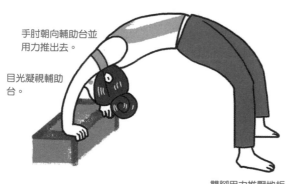

手肘朝向輔助台並用力推出去。

目光凝視輔助台。

雙腳用力推壓地板。

❶先採取仰躺姿勢，並將高約20cm且穩固的輔助台擺在頭頂上方。

❷屈膝並將雙手擺在輔助台一側，指尖朝向足底方向。

❸手肘互相靠近，吐氣時雙手壓住輔助台並伸直手肘（3次吸吐）。

❹吐氣時慢慢將頭部放至地板上，背部貼地稍微休息一下。

5 應用～利用牆壁打造體式

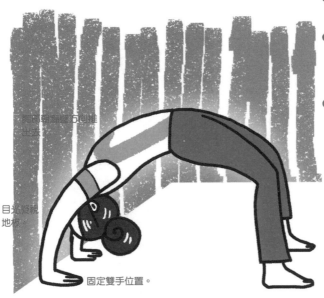

頭部朝牆壁方向推出去。

目光凝視地板。

固定雙手位置。

❶採取仰躺姿勢，手腕貼住牆壁。

❷吐氣時雙手雙腳用力推壓地板，保持手肘和膝蓋伸直（3次吸吐）。

❸吐氣時慢慢將頭部放至地板上，背部貼地稍微休息一下。

第**2**章

一起來練習瑜伽體式吧！

無法完成體式時

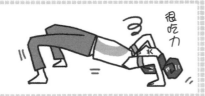

很吃力

- 頸部和肩部過度用力，手肘沒有伸直。

- 收下巴。

※ 無法完成的理由　試圖單憑手臂的力量抬起身體，然而肩膀和頸部僵硬，導致手肘無法伸直。另外，收下巴使頸部過度用力，這也是無法順利完成體式的原因之一。尤其是上弓式，若在容易滑倒的地方操作，手腳容易因為僵硬而感覺綁手綁腳。

! 建議這麼做　為避免額外浪費力量，先在腦中進行想像。擺一條毛巾在地上，從中間抓起來，兩端會自然下垂。想像力量聚集在中央（＝丹田），將兩端（＝手腳）的力量降低至最小。除此之外，在不滑溜的場所練習所有瑜伽體式是最基本的首要條件。

鶴式 （Bakasana）

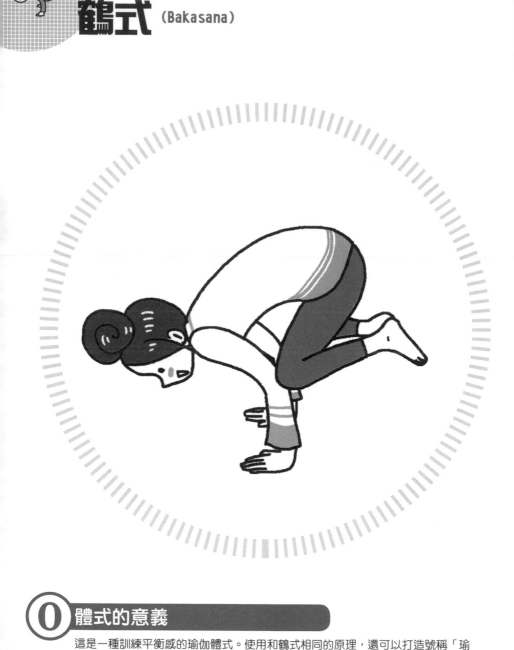

⓪ 體式的意義

這是一種訓練平衡感的瑜伽體式。使用和鶴式相同的原理，還可以打造號稱「瑜伽之王」的頭立式。利用槓桿原理使沉重的雙腳懸於空中，因此需要某種程度以上的腹肌力量。害怕「倒頭栽」的人，練習時可以先在前方鋪一塊軟墊。

① 有助於打造體式的準備動作

1 強化頸部

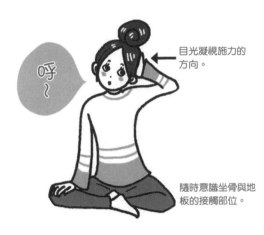

呼～

目光凝視施力的方向。

隨時意識坐骨與地板的接觸部位。

❶盤腿坐並伸直背脊，將左手貼於左耳上，吐氣時手和頭部互相推壓（5秒）。

❷接著同樣將左手貼於額頭、頭枕部，各自互相推壓5秒。

❸結束後輕輕搖晃放鬆一下頭部。

❹右手也是同樣操作方式。

2 強化平衡力

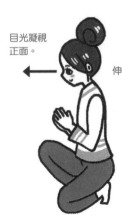

目光凝視正面。

伸直後頸部。

伸直背脊，收緊鼠蹊部。

❶先採取跪坐姿勢，接著膝蓋著地，踮腳尖以支撐身體。

❷雙手於胸前合掌，右膝離地，保持身體平衡（5次吸吐）。

❸對側也是同樣步驟。

3 伸直後頸部（獅式）

❶從**2**之❶的狀態開始，雙手置於膝蓋上支撐身體，吸氣時伸直背脊。

❷吐氣時將體重移動至雙手，用力吐出舌頭並大力吐氣。

❸吸氣時將臀部放在腳跟上，恢復❶的姿勢。

❹重覆進行3次。

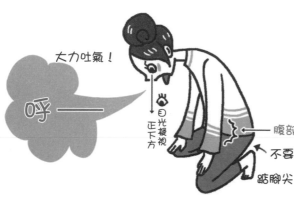

大力吐氣！

呼——

目光凝視正下方

腹部用力！

不要緊貼著足跟

踮腳尖

4 強化手臂和腹肌

❶先採取俯趴姿勢，踮腳尖，雙手置於胸部兩側。

❷雙手壓地，讓全身離地約數公分。

❸收緊喉嚨、腹部、肛門並屏氣3秒。

❹吐氣時慢慢讓身體貼於地板上。

❺重覆進行3次。

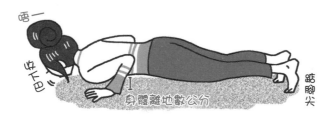

唔——

目光朝下

身體離地數公分

踮腳尖

② 打造體式的動作

1 進行想像

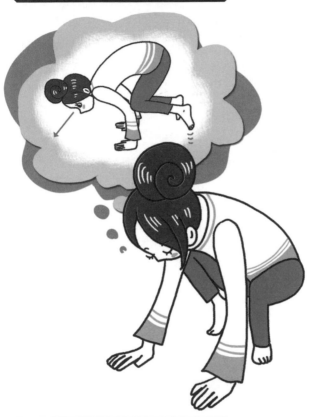

❶想像「鶴式是膝蓋乘著上臂（手肘以上）並保持平衡的體式」。

❷想像先將重心逐漸朝頭部方向移動，然後輕輕讓雙腳騰空的流程。

❸想像在背脊伸直狀態下，重心確實朝頭部方向移動。

2 伸直背脊（下犬式）

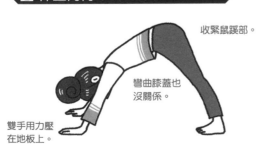

收緊鼠蹊部。

彎曲膝蓋也沒關係。

雙手用力壓在地板上。

❶採取四足跪姿，踮腳尖。

❷吸氣時臀部朝斜後方抬起。

❸感覺手臂至背部的延長伸展（3次吸吐）。

3 固定雙手

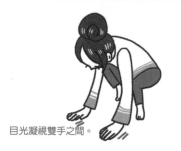

目光凝視雙手之間。

❶先採取四足跪姿,
然後踮腳尖並抬起
膝蓋。

❷上臂(手肘以上)
壓在膝蓋上。

❸手指確實張開,好
比要抓地般牢牢固
定手臂。

4 固定手臂

收緊鼠蹊部並抬起
臀部。

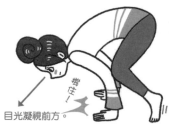

目光凝視前方。

腳趾依舊貼於地板上。

❶固定雙手位置,臀
部拉向斜後方並伸
直背脊。

❷重心轉移至頭部方
向。

5 將重心朝頭部方向移動

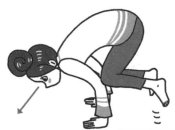

雙腳騰空時的支點是上臂與膝蓋
的接觸部位。

❶確認上臂和膝蓋確
實緊靠在一起。

❷吐氣時下巴用力向
前突出,目光凝視
斜前方的地板。

❸重心朝頭部方向移
動,等待雙腳自然
騰空。

6 體式完成型

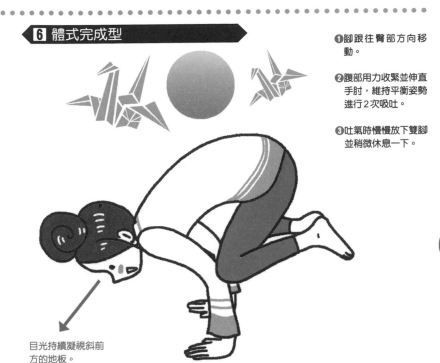

❶腳跟往臀部方向移動。

❷腹部用力收緊並伸直手肘，維持平衡姿勢進行2次吸吐。

❸吐氣時慢慢放下雙腳並稍微休息一下。

目光持續凝視斜前方的地板。

雙手緊貼於地板上。

無法順利做到**6**的人，於**5**之❸進行3次吸吐後就結束。

無法完成體式時

●無法將重心向前移動。

●過度收下巴。

※ 無法完成的理由 鶴式是平衡體式的其中一種。若無法事先了解這一點，實際操作時恐怕難以將雙腳騰空。另外，背部肌肉僵硬容易導致重心無法順利轉移，而腹部肌力不足則容易造成全身肌肉無法確實運作，因此必須強化丹田以固定手臂。

！建議這麼做 發揮豐富的想像力，順利移動重心並維持身體平衡。要做到這些，首先必須強化頸部、手臂和腹部，並且將注意力擺在頭部和腳尖。另一方面，這個體式之所以取名為鶴式，是希望盡可能伸長手肘，好比鶴那雙筆直的腳。腳跟盡量靠近臀部，有助於上半身維持在較高的位置上。

攤屍式 (Shavasana)

⓿ 體式的意義

人類是白天活動,晚上休息的動物,而練習瑜伽亦是同樣道理,大量使用肌肉和神經後,最後一定要進行攤屍式好好放鬆休息一下。另外,疲勞時透過攤屍式專注於呼吸上,只需要數分鐘便能有效調節神經並消除疲勞。

❶ 有助於打造體式的準備動作

1 消除下半身的緊繃

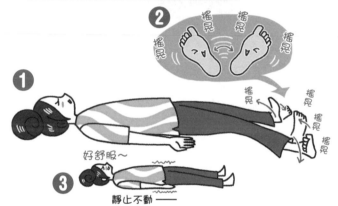

好舒服～

靜止不動 ——

雙足輕輕小幅度搖晃,不要用力晃動。

❶採取仰躺姿勢,雙腳張開與腰同寬。

❷以腳跟為支點向內側、向外側輕輕搖晃(30秒)。

❸全身靜止不動,享受腰部和腹部放鬆的舒服感。

2 消除背部的緊繃

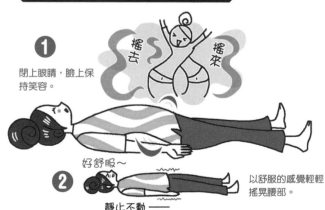

閉上眼睛,臉上保持笑容。

好舒服～

靜止不動 ——

以舒服的感覺輕輕搖晃腰部。

❶採取仰躺姿勢,向左向右輕輕搖晃腰部(30秒)。

❷全身靜止不動,享受背部放鬆的舒服感。

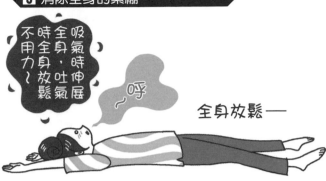

❸ 消除全身的緊繃

全身放鬆——

不用力～放鬆
時時全身伸展
全身，吐氣
吸氣時伸展

~呼

❶採取仰躺姿勢,雙手往頭部方向伸長。

❷吸氣時雙手與雙腳用力伸展。

❸吸飽氣停留數秒,吐氣時全身放鬆不用力。

❹重覆進行3次。

② 打造體式的動作

❶ 輕鬆擺放雙手

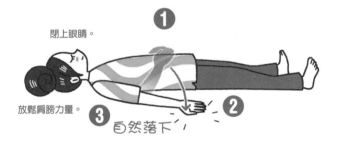

閉上眼睛。

放鬆肩膀力量。

自然落下

❶採取仰躺姿勢,雙手置於腹部上方。

❷手肘貼於地板上,以手背朝下的方式讓手自然落於地板上。

❸手臂不要緊貼於身體,大約相隔1個拳頭寬。

❷ 輕鬆擺放雙腳

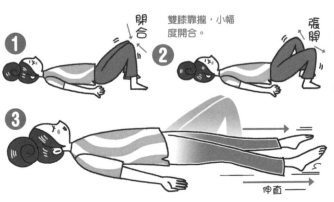

閉合

雙膝靠攏,小幅度開合。

張開

伸直——

❶從❶之❸的狀態開始,彎曲膝蓋。

❷膝蓋小幅度地張開-閉合,重覆10次。

❸腳跟向下滑行讓雙腳伸直。

3 放鬆心情

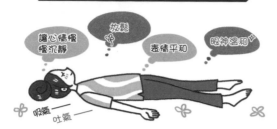

❶慢慢地深呼吸。

❷心裡反覆想著「放鬆」、「心情慢慢沉靜」（1分鐘）。

❸心裡反覆想著「眼神溫和」、「表情平和」（1分鐘）。

4 身體放鬆

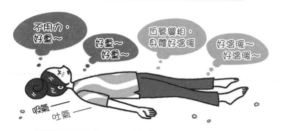

❶心裡反覆想著「不用力，好重～」、「好重～好重～」（1分鐘）。

❷心裡反覆想著「血管變粗，身體好溫暖」、「好溫暖～好溫暖～」（1分鐘）。

5 保持清醒

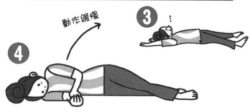

動作緩慢

❶頭腦保持清醒，不要睡著。

❷手指和腳趾輕輕活動。

❸吸氣時雙手和雙腳各自向上 - 向下伸展，停留數秒後，吐氣放鬆不用力。

❹翻身成側躺姿勢，利用雙手慢慢撐起身體起身。

無法完成體式時

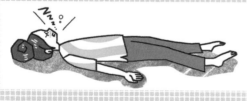

●睡著了。

●東想西想腦袋不停運轉。

※ 無法完成的理由　睡著了或心裡一直想事情，都無法發揮攤屍式的功效，也無法達到深層放鬆的效果。

！ 建議這麼做　確實體會身體的感覺是一種提高專注力的練習。唯有讓肌肉和大腦澈底休息，才能穩定神經好讓自己重新啟動。讓我們將意識集中於精神上，以達到深層放鬆為目標。

將瑜伽動作
融入日常生活中

第 **3** 章

 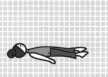

 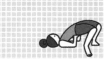 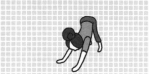

  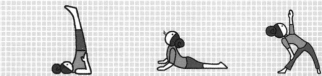

良好姿勢究竟是何種姿勢?

以骨骼支撐身體而非肌肉

我認為「良好姿勢」是安定且不容易疲勞的姿勢。一提起良好姿勢,我腦中最先浮現的是優秀的飯店從業人員和百貨業資深店員。他們總是隨時保持良好姿勢,各個身段俐落又優美,但反過來說,正因為他們姿勢良好,才得以長時間站立,並以最完美的姿態接待客人。

說到「良好姿勢」,大家多半會想到小學時代學到的「立正」姿勢,但在我們日常生活中,幾乎用不到立正姿勢。

我們平時視情況採取行走、站立、坐、半蹲、蹲踞等各種姿勢,即便到了夜晚,我們依然持續在床上打滾,在睡眠中無意識翻身。在這種情況下,隨時注意並持續維持良好姿勢不僅不自然,甚至根本不可能。

基於這個論點,所謂「良好姿勢」並非意味身體像筆直的棍棒伸直就好,而是要依當下各種狀況,以不疲累且精鍊的方式使用身體。

至於瑜伽的「良好姿勢」,則是指「心情愉快打造體式時的姿勢」。當我們心情愉悅地活動身體,支撐身體的不是肌肉,應該是骨骼。換句話說,正因為骨骼支撐身體,我們才得以輕鬆又輕盈地活動身體。

骨骼原本的任務是支撐身體,而肌肉的工作是促使骨骼移動。因此光靠肌肉力量支撐身體的姿勢,不僅造成身體負擔,也容

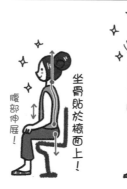

圖3-1 消除疲勞的姿勢

將頸部伸直
後將脊椎向上拉提

腹部伸展!

坐骨貼於椅面上!

用骨骼支撐身體!

覺得背部和腰部不舒服時,就伸展一下背脊。覺得不舒服,代表肌肉收縮緊繃,這時要盡早採取因應對策。

易讓我們感到疲勞。順帶一提，「不良姿勢」和「良好姿勢」正好相反，是既不安定又容易造成疲勞的姿勢。若長期姿勢不良，壞習慣的累積易造成身體失衡，進而招致疼痛和疲憊，而說到現代人最典型的不良姿勢，當然非辦公桌前的駝背姿勢莫屬。

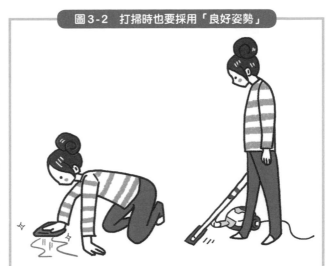

圖3-2　打掃時也要採用「良好姿勢」

擦地板時，重點在於①收緊鼠蹊部，以腹部支撐上半身，②拉開肋骨與骨盆之間的距離。收緊鼠蹊部會連帶使腹部深處的髂腰肌收縮，進而維持腰部安定，背脊自然伸展。使用吸塵器時，盡量拉長伸縮管，保持背脊伸直以避免身體向前彎曲。

據說成人頭部重量約5kg，而辦公桌前的工作往往需要臉部朝下，為了支撐沉重的頭部，也難怪頸部、肩部和腰部特別容易疲累。此時若再加上駝背姿勢，亦即容易誘發脊椎和骨盆疼痛的姿勢，肯定會對身體造成莫大負擔。

為了避免囤積疲勞，務必積極營造利用骨骼支撐身體的時間。唯有讓骨骼支撐身體，肌肉才能在這段期間從緊繃狀態中解脫（圖3-1）。每隔1小時操作1分鐘，便能慢慢釋放不舒服，並且避免疲勞持續累積。

利用這次機會，讓我們重新審視自己平時活動時的習慣。有些人打字很用力、寫字很用力，這些人的手指、手肘和肩膀特別容易蓄積疲勞。一旦局部疲勞如雪崩般擴散至全身，容易進一步誘發全身不舒服。所以，費點小力能處理的事，盡可能用最小力量去完成，不要造成肌肉無謂的緊繃和負擔（圖3-2）。

善待身體的起身與坐下方式

善用頸部和大腿內側

坐在椅子上的瞬間,你曾經留意過自己坐下的方式嗎?

我想大部分的人對坐在椅子上,從椅子上起身都沒有什麼太大的感覺吧。但隨時意識「善待身體的起身方式與坐下方式」並加以實踐,不僅能大幅降低頸、肩、腰、膝蓋的負擔,也能使身體更輕鬆自在。

一旦體會過那種輕鬆感覺,就會知道自己的身體過去有多麼緊繃。其中頸、肩、腰、膝蓋的緊繃容易

對身體造成極大的影響,請大家務必實踐接下來為大家介紹的起身和坐下方式,以期讓自己的身體變得輕鬆自在。

首先,請大家確認活動原則。活動身體時務必注意以下這兩點:

①感覺全身骨骼均勻支撐身體重量。

②活動身體時,感覺脊椎是伸展的。

例如筆直站立時,身體各部位平均用力,以期使用最小限度的力量站立。上半身角度可以向前或向後傾斜,找出能夠減輕身體負擔且最

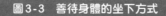

圖3-3　善待身體的坐下方式

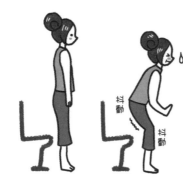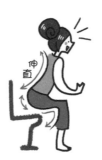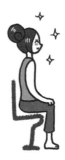

①站在椅子前方。

②臀部慢慢靠近椅面,在這過程中用大腿內側支撐身體。

③臀部即將抵達椅面時,翹屁股且伸直頸部。

④輕輕將臀部放在椅面上。

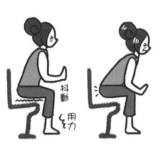

圖3-4 善待身體的起身方式

①頸部伸直，上半身稍微向前傾，足底用力推壓地板，將注意力擺在大腿內側。

②上半身再稍微向前傾斜，臀部懸空於椅面上方。

③收下巴，感覺腰部以上的脊椎伸展。

④脊椎伸直，利用雙腳（特別是大腿）力量站起身。

舒服的角度。

　　另外，將注意力擺在承載體重的足底。透過推壓地板的方式站立，感受地板的反作用力，利用那股力量伸直脊椎和頸部。坐在椅子上的方式和站起身的方式如**圖3-3**和**3-4**所示，請大家務必嘗試看看。

　　按照這樣的順序坐下起身數次，便能從中檢視自己平時坐下起身方式有什麼不一樣。

　　舉例來說，坐下時一屁股直接落在椅面上的人，應該感覺得到自己坐下的瞬間頸部會收縮。強大衝擊力作用於身體時，背部因緊繃而彎曲。而背部一旦彎曲，要在當下重新伸直背脊實非容易之事。

　　另一方面，站起身時不使用雙腳力量，而是頸、肩、膝蓋過度用力的話，容易造成身體失衡。

　　在起身或坐下等需要較大力量的動作中，主要使用雙腳和腰等部位的大肌肉，而頸、肩、膝蓋等部位的小肌肉則用以隨時微調大動作，因此平時處於放鬆狀態最為理想。

　　刻意改用不同於平時的動作來活動身體，有助發現自己的壞習慣，進而加以改善。現在讓我們一起學習符合身體構造的自然動作，改善頸、肩、腰、膝蓋等各部位的不適症狀。

不易疲累的走路方式＝帥氣的走路方式

改變意識，改善走路方式

看著演員或模特兒的走路姿勢，想必大家都會覺得「好帥氣」、「好優雅」吧。他們的走路姿勢之所以看來帥氣，主要是因為他們隨時意識著「他人的目光」。走在路上，若能隨時意識他人的回首，眾人的目光凝視，即便是一般人，也會不自覺伸直背脊，以英挺矯健的方式走路。

相反的，如果以「反正也沒人會看自己，在意自己」的想法走路，最後可能變成下巴突出，背部彎曲，踩著沉重的步伐。

「走路」是仰賴肌肉運作的運動，但只在意肌肉的話，無法走出帥氣優雅的步伐。請大家試著想像用「骨骼」走路。簡單說，就是「骨骼輕盈快步走」的景象（**圖3-5**）。

現在讓我們來練習一下「帥氣的走路方式」（**圖3-6**）。模特兒練習走台步時，常在頭頂上擺一本書，但即便不擺書本，只要確實抬著頭走路，同樣能做到帥氣優雅的姿勢。請大家看著鏡中的自己確認姿勢。

關於雙腳的使用方式，請想像髖關節以下的雙腿像鐘擺一樣前後擺動，切記膝蓋要盡量放輕鬆。腳踝和腳背不要用力，任憑重力作用向下垂。如此一來便能讓走路方式變得輕盈快步。

雖然腳跟先落地，但必須將體重確實落在整個足底。接著再放鬆腳踝，同樣由腳跟先離地。

請大家留意，千萬不要用腳尖踢地板。以腳尖踢地板，就是下雨天時會讓地上泥濘反彈至小腿上的走路方式。不讓泥巴彈跳至小腿上的

圖3-5 理想的骨骼示意圖

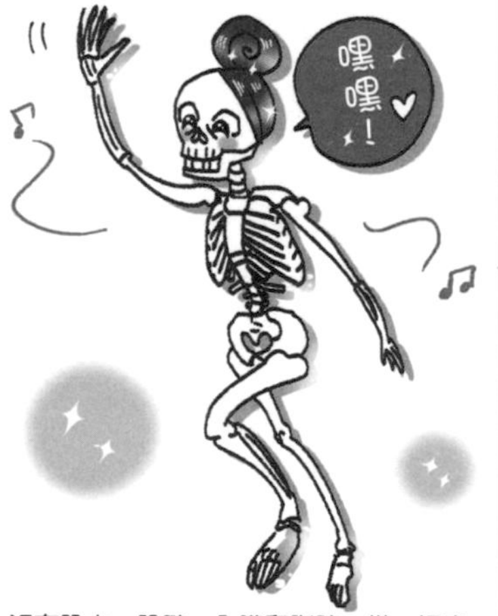

沒有肌肉、肌腱、內臟和脂肪，從一切束縛中解脫的骨骼，走路有風，心情特別愉快。

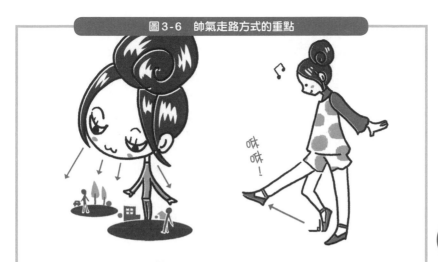

圖 3-6　帥氣走路方式的重點

咻咻！

頭抬高，眼睛如同由高處俯視般向下看，後頸部和脊椎自然會伸直。另外，放鬆腳背和腳踝的力量，小腿向前移動時，腳背垂直於地板。左右腳腳背像乘風破浪般咻咻咻地向前邁進。

走路方式，才是帥氣又優雅的走路方式。基本上，腳尖都要朝向正前方，若稍微偏向外側，走起路來容易給人強悍的感覺。

至於手臂，隨時意識手臂像鐘擺一樣前後擺動，並且任憑重力作用向下垂。請務必重視利用後頸部將脊椎向上拉直，以及抬起頭部的感覺。

另一方面，內八和外八走路方式，可能都是髖關節僵硬所致。走路時肩膀過度搖晃，或者走路姿勢看似不自然，也都和全身僵硬脫離不了關係。

放鬆身體每個角落，走路姿勢自然帥氣又優雅。當全身動作一氣呵成，不僅走起路來帥氣有型，而且還不容易疲累。

小學年紀的小孩，全身連貫性佳，身體又柔軟，所以走路姿勢既漂亮又充滿活力。然而長大成人後，幾乎所有人都只是「無所謂地」走著，但既然同樣都是走路，何不採用能夠讓人回首注目的帥氣優雅走路姿勢呢！

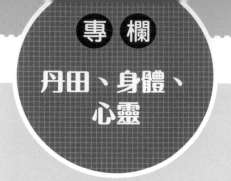

專欄

丹田、身體、心靈

根據《角川和中辭典》的解釋，丹田的「丹」是紅色礦石的意思，另外在精神層面上也包含「真心」的意思。

我們從這層含義來思考「丹田」這個詞，如字面所示，代表的是「紅色的田」，亦即腹部充滿如一片汪洋的鮮血。

順帶一提，我認為丹田是個具有「生命根源」、「人性根基」意義的特別區域。

我所學習的沖瑜伽則標榜「丹田」是個與「佛性（＝如佛一般崇高的心）」息息相關的場域。頻繁進行鍛鍊丹田的「丹田力強化法」，有助提升佛性。這是一種和印度瑜伽截然不同的訓練法，是沖老師萃取日本禪意的菁華所獨自開發的訓練法。

這是一套靈感來自青蛙動作、金魚前進姿態等動物行為模式的訓練法，積極鍛鍊便能達到強化丹田的目標。進行訓練時，有意識地使用丹田，同時還有助於心靈和精神的鍛鍊。

沖老師常說：「光鍛鍊身體沒用，必須連同心靈一起磨練。」、「無法完美做到（強化法的動作）沒關係，有心去做才最重要。心中有想法，身體才會改變。」參與課程的學員在老師這番話的督促下，不僅培養了堅強的身心，在課程（沖瑜伽講座）結束後，學員還宛如變了個人似地，帶著神清氣爽的神情離開道場。

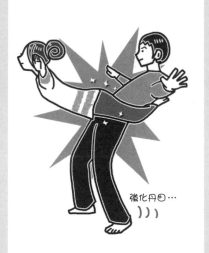

強化丹田…

)))

「飛機式」丹田力強化法。

輔助課程
Extra Lesson

第 II 部

開始進行輔助課程之前

　　第Ⅱ部是「輔助課程（Extra Lesson）。接下來我將依據第Ⅰ部「基礎課程（Basic Lesson）」中介紹過的我個人的瑜伽觀點，為大家詳細解說如何將「輔助課程（Extra Lesson）」的理念實際運用在瑜伽技巧上。

　　第1章，為大家介紹水野瑜伽學院所有課程中最受學生歡迎的熱門瑜伽課程。這些課程內容，我都再三檢討與改善，以期讓身體僵硬的人也能安心參與。

　　第2章，特別設置一個體式研究單元，讓身體硬梆梆的人也能藉由面對自己的身體，仔細進行研究與觀察。這個單元所收錄的4種體式，看起來都是極為簡單的基本體式，但我認為正因為簡單，才能幫助大家確認自己的身體狀態及掌握改變的契機。體式形狀不單只是「外表」，我希望大家也能留意肌肉和骨骼的感覺、呼吸舒適度等「內在」部分。更希望大家能從中發覺自己使用身體的習慣、僵硬收縮的部位，以及如何朝良好方向改善的關鍵。

　　第3章，在這個單元中將為大家介紹一些特別的課程。我將其命名為「核心瑜伽」。

　　「核心瑜伽」是我水野健二創造的詞彙，意思是「活用核心（身體中樞）的瑜伽」。因為有不少瑜伽動作必須一直專注於脊椎、丹田等身體中樞部位，於是我創造了「核心瑜伽」這個詞。而同時我希望核心瑜伽也能是一種作用於身心雙方的「核心」以培養強勁與柔韌的訓練法。因此這個名稱包含了種種特別用意。

　　核心瑜伽的基本動作是我所屬的沖瑜伽流派中，名為「強化法」與「修正法」的主要動作。強化法和修正法包含許多需要體力、技術且難度較高的動作。由於過去不少學員反應「好累」、「太困難了」、「做不到」而不買帳，我也因此將其打入冷宮好長一段時間。

　　然而近年來，即便學員反應不佳，我依然積極採用強化法和修正法。因為我擔心包含我自身練習的瑜伽在內，日本流行的瑜伽體式似乎過於傾向「放

鬆至上」、「柔軟至上」主義。

　為了達到放鬆效果，身體放鬆固然重要，但收縮的重要性不亞於放鬆。我堅信在未來的時代裡，收縮身體的力量是生存所需的必要能力。我希望能夠重新探討並回歸「培養強勁又柔韌的身心」這個瑜伽最原始的初衷。

　我的瑜伽老師，已故的沖正弘老師常將「最後一次的決心」這句話掛在嘴邊。「這是最後的機會了！用最後一次的決心去做！拼命去做！」老師時常這樣鼓勵我。老師認為拼了命去做自己做不到的事，必定有其重要意義，所以一旦發現道場裡有學員怠惰或敷衍了事，他總會揮舞竹劍追著那些人跑並大聲斥責。

　雖然現今已經不再是能夠隨便揮舞竹劍的時代，我本身也不想這麼做……但我非常珍惜沖老師傳承給我的「最後一次的決心」這種精神。不斷累積「這是最後一次，要認真以對」的這種想法，肯定能為自己開啟另外一扇門，打造一個強大、全新的自己。

適合硬骨頭的
瑜伽課程

第 **1** 章

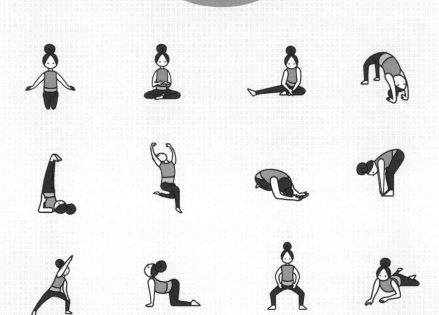

瑜伽課程的特徵和意義

　　這個章節所介紹的瑜伽課程都是根據我經營的水野瑜伽學院中實際採用的課程內容組合而成。包含我40年來瑜伽教學中的主要課程、最受學員喜愛的課程、最具效果的課程，以及最近新發覺的自信之作等等。另外，我也打算以自己的思考方式設立一個「忙碌的現代人追逐什麼樣的身心狀況」的新主題。

　　水野瑜伽學院的課程，每節課90分鐘。首先從打招呼開始，接著進行全身放鬆運動。順帶一提，這時候我多半讓學員以「1-1」和「1-2」的組合作為全身放鬆準備運動。

　　全身放鬆且身體慢慢溫熱後，再以當週主題體式為中心進行練習。所謂主題體式，例如「小狗伸展式／鷹式／駱駝式」或「龜式／蹲馬步式／弓式」，3種不同的體式為一個組合。花點時間好好進行「1-3」～「1-7」的課程，然後二人為一組，互相幫對方舒緩全身，並且互相輔助對方完成體式。雖然90分鐘看似很長，但對我來說，90分鐘是一連串「現在這個動作和那個動作結合，會有什麼結果？」、「來嘗試一下和這個體式組合在一起會有什麼效果？」的靈光乍現，所以時間一轉眼就過去了。

　　完成體式的過程每天不盡相同，也可能因情況而有所不同。以下犬式為例，在年輕人多的班級中，可能直接從站立姿勢開始著手，但在銀髮族多的班級中，則會從俯臥姿勢開始。

　　絕對不重複一模一樣的課程內容，也完全沒有這樣的打算。比起重複同樣的事，更希望大家勇於探索各種可能性，並且享受瑜伽的樂趣。

　　收錄於本書中的瑜伽課程，如同書名所示，即便是身體硬梆梆的人也能安心且自在練習。

　　誠心希望大家依照自己的體力和目的，在不勉強、不白費力氣的情況下持之以恆地練習下去。

第1章課程內容一覽表

標題	內容	時間	難易度
1-1 **放鬆末端，溫熱全身** （手篇）	● 花點時間放鬆手指和手腕，刺激大腦和全身肌肉。	**6分鐘**	★
1-2 **放鬆末端，溫熱全身** （足篇）	● 放鬆腳趾和足弓。 ● 自己按摩小腿肚。 ● 消除四肢冰冷和浮腫。	**10分鐘**	★
1-3 **打造能夠大口深呼吸的** **身體**	● 配合呼吸節奏，充分活動並放鬆頸、肩、手臂肌肉。	**9分鐘**	★
1-4 **活化身體，充滿能量**	● 多做一些放鬆腰部和背部的動作，打造容易發揮強大力量的身體狀態。	**14分鐘**	★★★
1-5 **神經傳導更加流暢**	● 集中活動脊椎周圍的肌肉，活化全身的神經。	**13分鐘**	★★★
1-6 **拜日式** ～提高專注力， 　振奮精神	● 將數種體式串聯起來一起練習。 ● 如「太陽」之名，由各種充滿活力的動作串聯而成。	**4分鐘**	★★
1-7 **拜月式** ～打造年輕水嫩的身體	● 將數種體式串聯起來一起練習。 ● 如「月亮」之名，由各種沉穩流暢的動作串聯而成。	**4分鐘**	★

★ ………無須特別練習也能輕鬆做到

★★ ……靜下心好好做就能做到

★★★ …稍微練習一下就能做到

第**1**章

適合硬骨頭的瑜伽課程

1-1 放鬆末端，溫熱全身（手篇）

課程目的

在瑜伽領域中，「部分代表整體」。
刺激手腳指尖等末端，刺激會繞行全身，具有活化身體、舒暢身心的效果。試著
找出手指僵硬和冰涼部位，用心給予刺激以促使放鬆。

課程流程

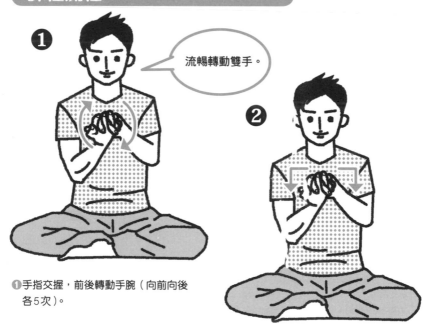

❶

流暢轉動雙手。

❷

❶手指交握，前後轉動手腕（向前向後
各5次）。

❷手指交握，左右彎折手腕（向左向右
算1次，共5次）。

動作重點
練習瑜伽時，配合吐氣活動身體。邊吐氣邊活動身體，肌肉比較容易放鬆。

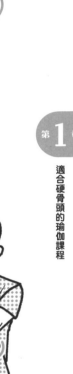

❸

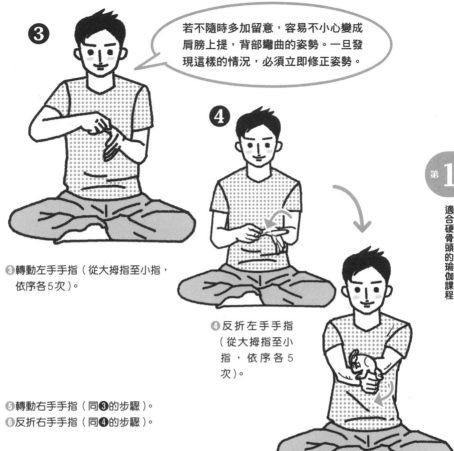

若不隨時多加留意，容易不小心變成肩膀上提，背部彎曲的姿勢。一旦發現這樣的情況，必須立即修正姿勢。

❸轉動左手手指（從大拇指至小指，依序各5次）。

❹反折左手手指（從大拇指至小指，依序各5次）。

❺轉動右手手指（同❸的步驟）。
❻反折右手手指（同❹的步驟）。

老師，請教教我！　　Question

「教學中老師提到『轉動手指時，記得使用手肘』，這是為什麼呢？」

Answer

轉動手指時，一直注意手指頭的話，容易造成手臂不自覺用力而使動作變僵硬。若能專注於手肘，將有助於放鬆手臂，肩膀也會比較輕鬆。動作品質會依專注的部位而有所改變。

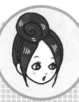
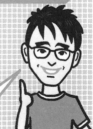

第**1**章

適合硬骨頭的瑜伽課程

第**Ⅱ**部 輔助課程　137

1-2 放鬆末端，溫熱全身（足篇）

課程目的

放鬆腳趾、足弓和小腿。具有促進雙腳血液和淋巴流動，以利全身溫熱的效果。推薦給容易手腳冰冷或浮腫的人。這項放鬆運動能夠有效促使雙腳柔軟，身心舒暢，是水野瑜伽學院長年來最受學員喜愛的課程。

課程流程

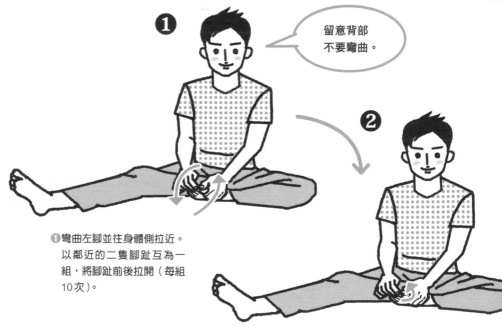

留意背部不要彎曲。

❶彎曲左腳並往身體側拉近。以鄰近的二隻腳趾互為一組，將腳趾前後拉開（每組10次）。

❷轉動左腳腳趾（從大拇趾至小趾，依序各5次）。

動作重點

髖關節僵硬的人，可以在彎曲的膝蓋下方擺放一個軟墊。放鬆腰部肌肉，自然能夠伸直背脊並專注於放鬆雙腳。

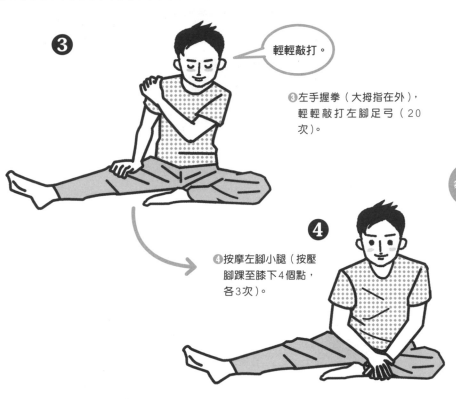

❸

輕輕敲打。

❸左手握拳（大拇指在外），
輕輕敲打左腳足弓（20
次）。

❹

❹按摩左腳小腿（按壓
腳踝至膝下4個點，
各3次）。

❺張開右腳腳趾（同❶的步驟）。
❻轉動右腳腳趾（同❷的步驟）。
❼輕輕敲打右腳足弓（同❸的步驟）。
❽按摩右腳小腿（同❹的步驟）。

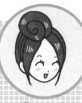

老師，請教教我！   Question

「步驟❸中的握拳，
為什麼大拇指要位於外側？」

Answer

這是為了打造柔軟的拳頭。若將大拇指包覆於4指之中握拳
的話，敲打的力量會太大。請大家實際操作看看，並且互相
做比較。
敲打足弓時，隨時意識手臂的回彈與節奏，動作輕柔，效果
會更好。

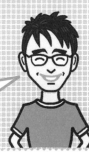

1-3 打造能夠大口深呼吸的身體

課程目的

配合吸氣和吐氣，活動頸部、肩膀和手臂。消除胸部和背部的緊繃後，姿勢自然端正，呼吸也會更加順暢。另外，多花點時間反覆進行深呼吸，藉此按摩身體內側以逆轉內臟壽命。

課程流程

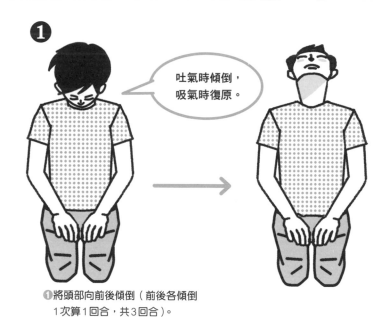

吐氣時傾倒，吸氣時復原。

❶將頭部向前後傾倒（前後各傾倒
1次算1回合，共3回合）。

動 作 重 點

呼吸不順時，肌肉容易因為持續處於緊繃狀態而僵硬。練習中務必留意呼吸順暢度，絕對不可以屏氣。

❷

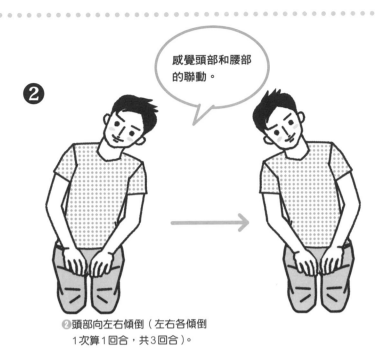

❷頭部向左右傾倒（左右各傾倒
　1次算1回合，共3回合）。

❸

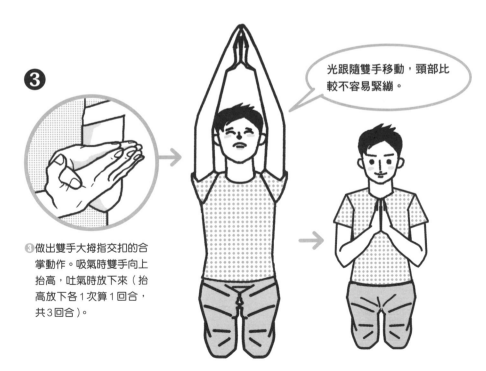

❸做出雙手大拇指交扣的合
　掌動作。吸氣時雙手向上
　抬高，吐氣時放下來（抬
　高放下各1次算1回合，
　共3回合）。

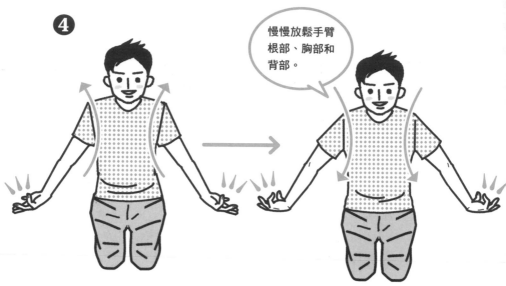

❹吸氣時手臂向左右兩側張開，向上立起小指。吐氣時手臂向前旋轉並立起大拇指。接下來，吸氣時立起小指，吐氣時立起大拇指，重複進行3次。

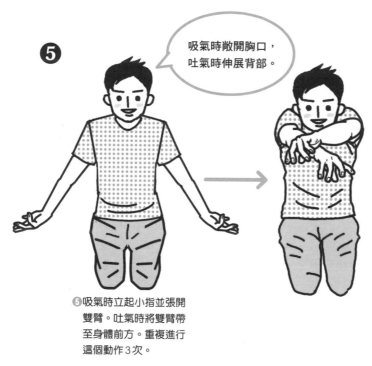

❺吸氣時立起小指並張開雙臂。吐氣時將雙臂帶至身體前方。重複進行這個動作3次。

❻

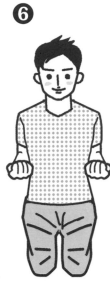

❻大拇指包覆於4指中間握拳,吸氣時將雙肘收至身體兩側。吐氣時手掌向前推出去。重複進行這個動作2次。

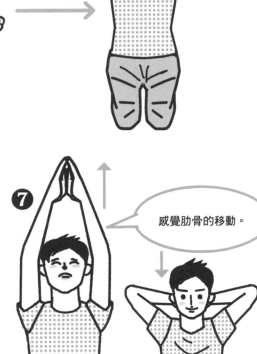

感覺肋骨的移動。

❼

❼做出合掌動作(參照P141之❸),吸氣時將雙手向上高舉。吐氣時彎曲手肘,並將雙手置於後腦杓。重複進行這個動作2次。

❽

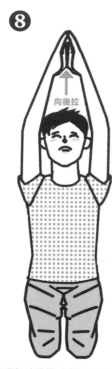

向後拉

❽吸氣時將雙手高舉至頭
　上。吐氣時將雙手用力
　向後拉。重複進行這個
　動作2次。

收回手臂的同時也收下
巴。後頸部確實伸直。

❾

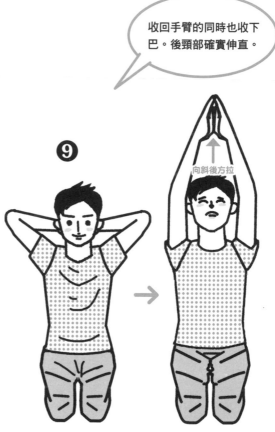

向斜後方拉

❾彎曲手肘，將合掌的雙手拉至頭部後方。
　吸氣時伸直手臂，吐氣時用力拉向斜後
　方。重複進行這個動作2次。

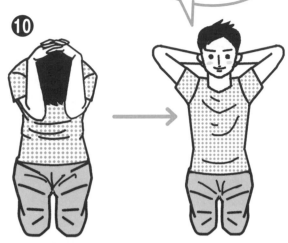

吐氣時身體縮小。吸氣時身體張開膨脹。

⑩雙手手指交握於後腦杓，吐氣時雙肘互相靠近並低下頭。吸氣時抬起頭，張開雙肘敞開胸口。重複進行這個動作３次。

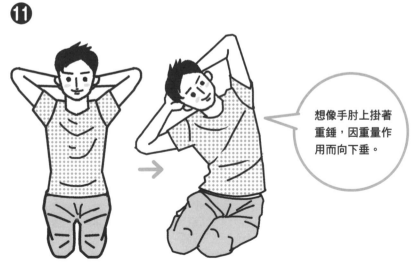

想像手肘上掛著重錘，因重量作用而向下垂。

⑪臀部向左側滑動。雙手手指交握於後腦杓，吐氣時將身體向右傾倒（３次吸吐）。吸氣時恢復原本姿勢。

⑫對側也是同⑪一樣的步驟。

1-4 活化身體，充滿能量

課程目的

我們日常生活中有許多需要下半身用力的動作，相對的，我們透過釋放上半身多餘無用的力量以調整全身平衡。這是非常接近武道等所推廣的理想「上虛下實（上半身放鬆，下半身用力）」狀態。放鬆頸部和肩膀，並且將力量匯集在丹田和雙腳，身體活動將更有效率。

課程流程

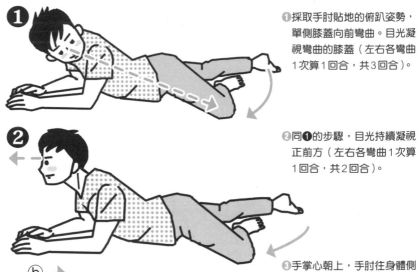

❶採取手肘貼地的俯趴姿勢，單側膝蓋向前彎曲。目光凝視彎曲的膝蓋（左右各彎曲1次算1回合，共3回合）。

❷同❶的步驟，目光持續凝視正前方（左右各彎曲1次算1回合，共2回合）。

❸手掌心朝上，手肘往身體側靠近，準備進入眼鏡蛇式。
ⓐ將胸口輕輕向前推出，拉開腰椎和肋骨之間的距離。
ⓑ吐氣時頭部上下擺動，放鬆頸部。
ⓒ吐氣時頭部左右擺動，放鬆頸部。
ⓓ腳跟往臀部方向靠近。

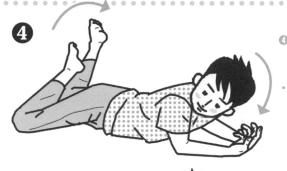

❹ 進行2次以下的流程以舒緩腰部。

• 雙腳腳跟向左側傾倒，臉部轉向右側→腳跟和臉部恢復至原本位置→雙腳腳跟向右側傾倒，臉部轉向左側→腳跟和臉部恢復至原本位置。

❺ 打造眼鏡蛇式。

• 小指推壓地板，收緊雙肘→吐氣時伸直手肘→吸氣時放鬆手肘（3次吸吐）。
• 進行以下流程以舒緩腰部。

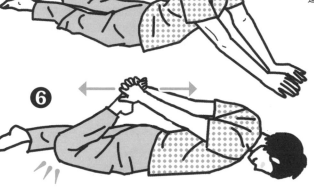

❻ 單側臉頰貼地，稍微休息一下（約2次吸吐）。

• 額頭貼地→彎曲右側膝蓋，雙手抓住右腳→吐氣時伸直右膝（3次吸吐）。

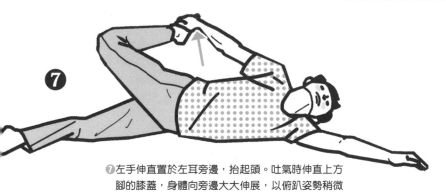

❼ 左手伸直置於左耳旁邊，抬起頭。吐氣時伸直上方腳的膝蓋，身體向旁邊大大伸展，以俯趴姿勢稍微休息一下（2次吸吐）。

❽ 對側也是同❻和❼一樣的步驟。

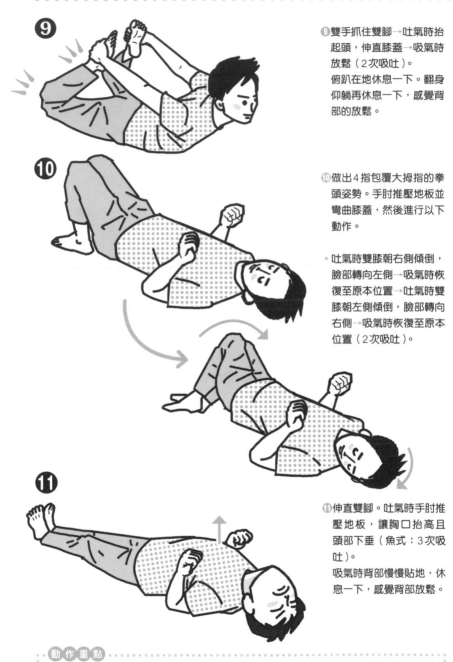

⑨ 雙手抓住雙腳→吐氣時抬起頭，伸直膝蓋→吸氣時放鬆（2次吸吐）。
俯趴在地休息一下。翻身仰躺再休息一下，感覺背部的放鬆。

⑩ 做出4指包覆大拇指的拳頭姿勢。手肘推壓地板並彎曲膝蓋，然後進行以下動作。

· 吐氣時雙膝朝右側傾倒，臉部轉向左側→吸氣時恢復至原本位置→吐氣時雙膝朝左側傾倒，臉部轉向右側→吸氣時恢復至原本位置（2次吸吐）。

⑪ 伸直雙腳。吐氣時手肘推壓地板，讓胸口抬高且頭部下垂（魚式：3次吸吐）。
吸氣時背部慢慢貼地，休息一下，感覺背部放鬆。

━━ 動 作 重 點 ━━
順利完成⑪的魚式，下巴應該會高高抬起。下巴抬高是胸廓擴張且頸部放鬆的證明。

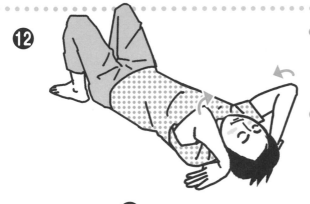

⑫雙腳膝蓋彎曲，腳跟盡量靠近臀部。雙手置於耳朵兩側，指尖朝向腳的方向，然後收緊雙肘。

⑬如同捲起尾骨般將臀部向上抬高。吐氣時讓頭頂和足底貼於地板上（頭頂著地板的上弓式：3次吸吐）。
吸氣時背部慢慢貼地。

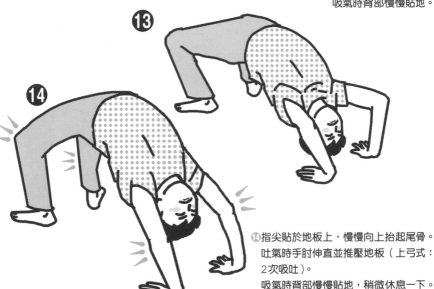

⑭指尖貼於地板上，慢慢向上抬起尾骨。吐氣時手肘伸直並推壓地板（上弓式：2次吸吐）。
吸氣時背部慢慢貼地，稍微休息一下。

老師，請教教我！　　　　Question

「我好像沒有辦法做到上弓式……
請問有什麼訣竅嗎？」

Answer

一直專注於抬起腰部，頸肩將逐漸緊繃，背部也會變僵硬，因此容易造成失敗。
專注於伸直膝蓋和手肘才有助於減輕頸、肩、背部的緊繃。另外，下巴抬高也可以讓肩膀變得輕鬆些。放鬆頸部和肩部，應該就能順利打造上弓式。

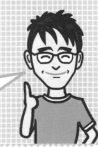

1-5 神經傳導更加流暢

課程目的

放鬆許多神經通過的肌肉，具有活化神經的功效。現在讓我們輕柔且小幅度地多加活動我們的肌肉。而確實活動脊椎一帶，有助於喚醒脊椎周圍的重要神經系統。活動時要仔細體會脊椎周圍的感覺。

課程流程

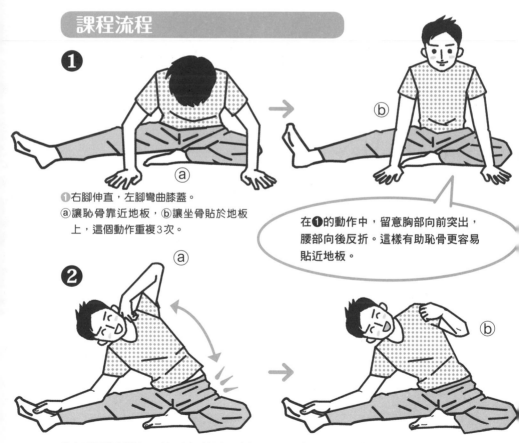

❶

ⓐ

ⓑ

❶右腳伸直，左腳彎曲膝蓋。
ⓐ讓恥骨靠近地板，ⓑ讓坐骨貼於地板上，這個動作重複3次。

在❶的動作中，留意胸部向前突出，腰部向後反折。這樣有助恥骨更容易貼近地板。

❷

ⓐ

ⓑ

❷右手置於右腳上，吐氣時身體朝右下方傾倒以伸展左側腰部（3次吸吐）。
接著將左手置於左肩上，ⓐ吸氣時手肘向上抬起，ⓑ吐氣時放下（3次吸吐）。

❸

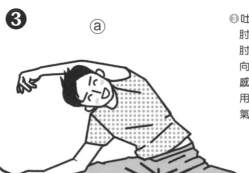

ⓐ

❸吐氣時伸直手肘，ⓑ吸氣時收回手肘（2～3次吸吐）。再次吐氣時伸直手肘，停留3次吸吐（稻穗式）。臉部朝向正前方，目光凝視天花板。
感覺呼吸時身體的膨脹與收縮。
用左手幫忙撐著頭部的重量，然後於吸氣時將身體回正。

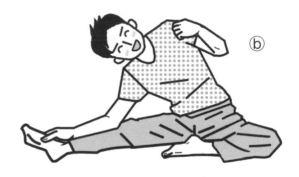

ⓑ

❹對側同樣依照❶～❸的步驟進行。
然後雙腳同時向前伸直，稍微休息一下。仰躺在地，再休息一下。

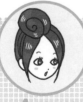

老師，請教教我！　　　　　　　　**Question**

「教學中老師提到，進行❸ⓐ動作時『專注於小指，腋下比較容易伸展』，這是為什麼呢？」

Answer

我嘗試讓手指擺出各種不同形狀，並從中發現進行❸ⓐ的動作時，專注於小指有助腹部的伸展。
請大家嘗試伸出小指。不僅手臂能確實伸展，腹部也更容易施力。除此之外，肩膀能夠輕鬆活動時，側腹部也會更加容易伸展。

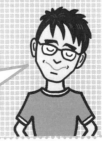

❺

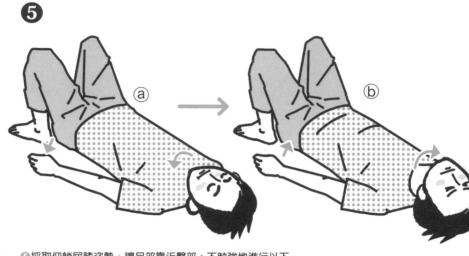

❺採取仰躺屈膝姿勢，讓足部靠近臀部。不勉強地進行以下
　步驟共5次。
ⓐ吐氣時尾骨貼地，收下巴。
ⓑ吸氣時尾骨離地，抬下巴。

❻

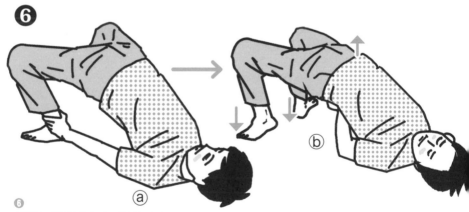

❻
ⓐ利用肩膀移動身體，雙手抓住腳踝。
　輕輕左右搖晃頸部3次，放鬆頸部。
ⓑ足部推壓地板，抬起腰椎（橋式）。
　吐氣時抬起腰椎，吸氣時放鬆（4次吸吐）。

╍╍╍ 動 作 重 點 ╍╍╍

❻ⓐ步驟中輕輕搖晃頸部，目的是放鬆頸部肌肉。只要頸部不緊繃，背部甚至
腰部都會跟著放鬆。因為我們的身體是全身上下連結在一起，想要放鬆肌肉，
關鍵在於輕柔、小幅度且在不勉強的範圍內活動身體。

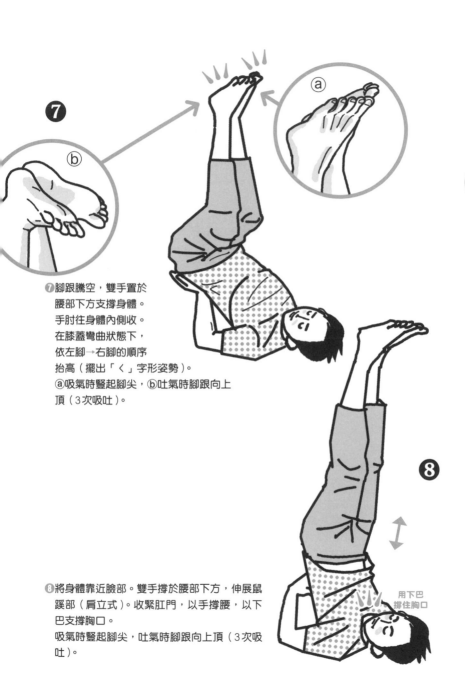

❼腳跟騰空,雙手置於
　腰部下方支撐身體。
　手肘往身體內側收。
　在膝蓋彎曲狀態下,
　依左腳→右腳的順序
　抬高(擺出「ㄑ」字形姿勢)。
　ⓐ吸氣時豎起腳尖,ⓑ吐氣時腳跟向上
　頂(3次吸吐)。

❽將身體靠近臉部。雙手撐於腰部下方,伸展鼠
　蹊部(肩立式)。收緊肛門,以手撐腰,以下
　巴支撐胸口。
　吸氣時豎起腳尖,吐氣時腳跟向上頂(3次吸
　吐)。

用下巴
撐住胸口

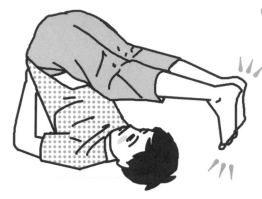

❾吐氣時依左腳→右腳的順序慢慢放下，讓雙腳平行於地板。

吸氣時腳尖用力，吐氣時腳跟用力（3次吸吐）。

感覺鼠蹊部收緊。利用收下巴來感覺喉嚨的收緊與後頸部的伸展。

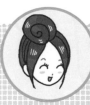

老師，請教教我！　　Question

「每次做肩立式都覺得很不舒服，這是為什麼呢？」

Answer

做肩立式時覺得不舒服，可能是因為頸部過度用力所致。請大家試著收下巴並伸直後頸部。打造體式之前和打造過程中，隨時意識「伸直後頸部」。

根據我的經驗，先打造「橋式」、「『く』字形體式」，然後接著打造「肩立式」，成功機率比較高。總而言之，關鍵在於放鬆頸部，不要用力。

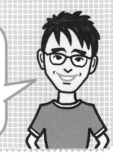

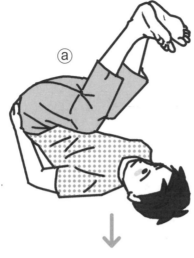

⑩
ⓐ雙手支撐臀部，在收緊
　鼠蹊部和喉嚨的狀態下
　慢慢將雙腳放在地板
　上。
ⓑ彎曲膝蓋，足底貼於地
　板上。
　隨後雙臂貼於地板並
　將手掌心朝上，雙腳
　伸直。進行3次深呼吸
　後，感受身體的放鬆與
　重量。以身體右側在下
　方的方式慢慢起身。

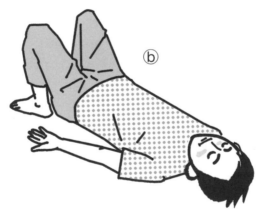

•動作重點•
結束臥姿體式要起身時，建議以身體右側在下方的方式慢慢起身。以心臟側
（左側）在下方的方式起身，不僅會讓心臟承受較大的壓力，也容易對身體造
成負擔。

1-6 拜日式
～提高專注力，振奮精神

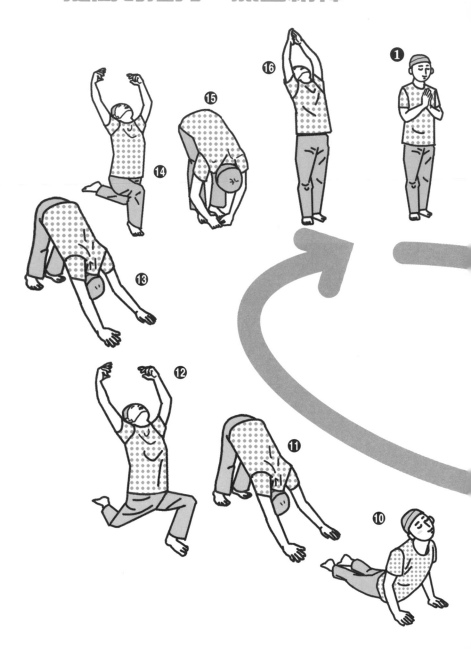

課程目的

「拜日式」顧名思義是「向太陽致敬的運動」。由各種體式串聯而成,最大特色是動作充滿能量。不同的瑜伽流派各有不盡相同的拜日式,本書為各位介紹的是沖瑜伽式的拜日式。

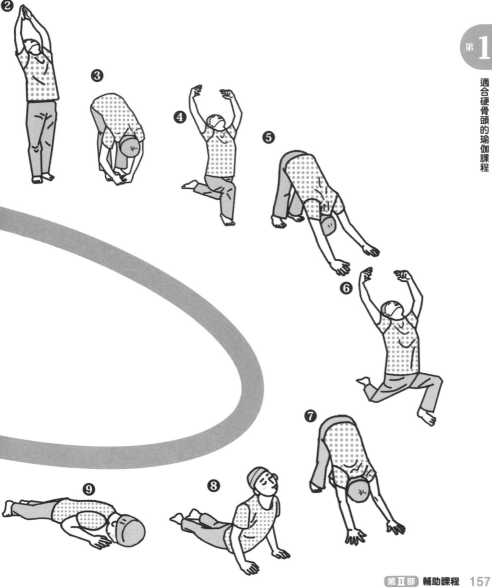

課程流程

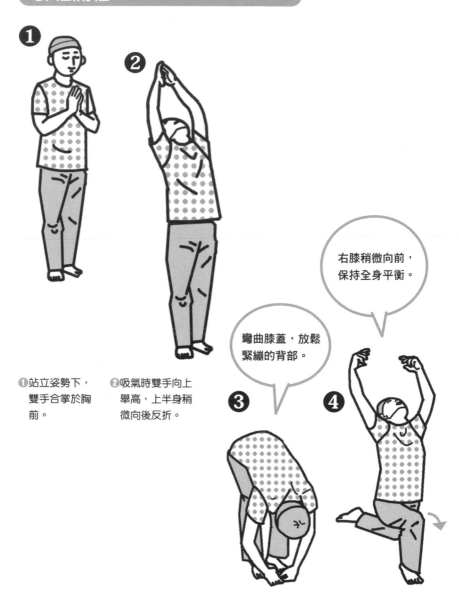

① 站立姿勢下，雙手合掌於胸前。

② 吸氣時雙手向上舉高，上半身稍微向後反折。

彎曲膝蓋，放鬆緊繃的背部。

右膝稍微向前，保持全身平衡。

③ 吐氣時，彎曲膝蓋與上半身，擺出站姿前彎式。

④ 吸氣時左腳向後拉，膝蓋跪地。吐氣時提起手臂和上半身（雲雀式）。

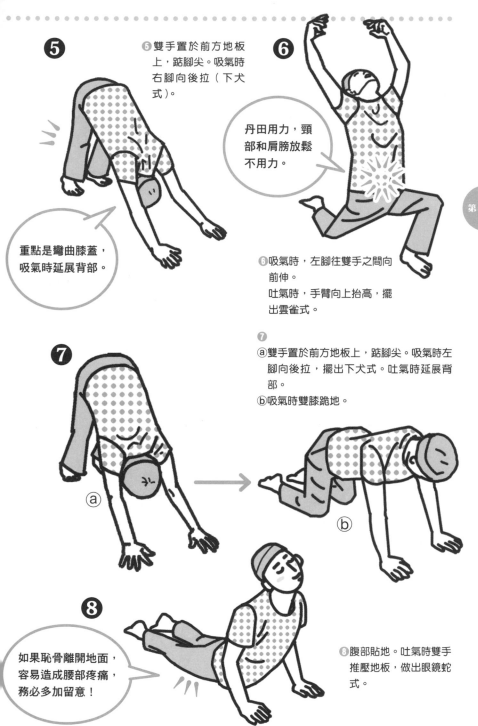

⑤

⑤雙手置於前方地板上，踮腳尖。吸氣時右腳向後拉（下犬式）。

丹田用力，頸部和肩膀放鬆不用力。

重點是彎曲膝蓋，吸氣時延展背部。

⑥

⑥吸氣時，左腳往雙手之間向前伸。
吐氣時，手臂向上抬高，擺出雲雀式。

⑦
ⓐ雙手置於前方地板上，踮腳尖。吸氣時左腳向後拉，擺出下犬式。吐氣時延展背部。
ⓑ吸氣時雙膝跪地。

⑦

ⓐ

ⓑ

⑧

如果恥骨離開地面，容易造成腰部疼痛，務必多加留意！

⑧腹部貼地。吐氣時雙手推壓地板，做出眼鏡蛇式。

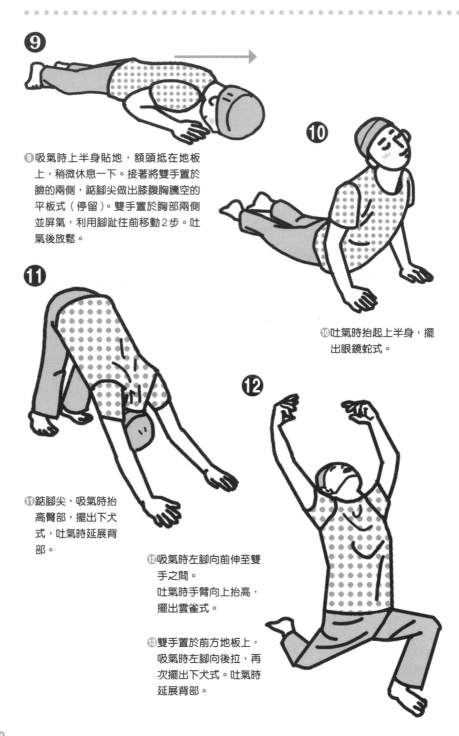

❾ 吸氣時上半身貼地，額頭抵在地板上，稍微休息一下。接著將雙手置於臉的兩側，踮腳尖做出膝腹胸騰空的平板式（停留）。雙手置於胸部兩側並屏氣，利用腳趾往前移動2步。吐氣後放鬆。

❿ 吐氣時抬起上半身，擺出眼鏡蛇式。

⓫ 踮腳尖，吸氣時抬高臀部，擺出下犬式，吐氣時延展背部。

⓬ 吸氣時左腳向前伸至雙手之間。
吐氣時手臂向上抬高，擺出雲雀式。

⓭ 雙手置於前方地板上，吸氣時左腳向後拉，再次擺出下犬式。吐氣時延展背部。

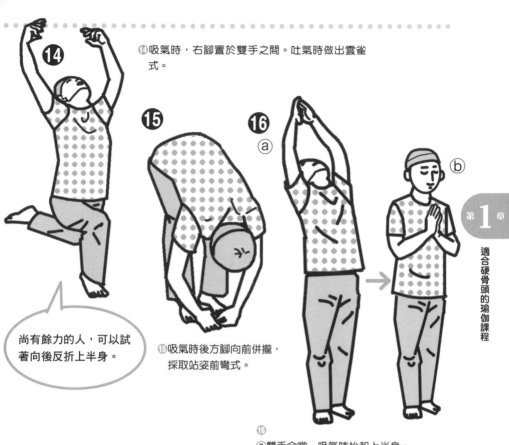

⑭吸氣時，右腳置於雙手之間。吐氣時做出雲雀式。

⑮吸氣時後方腳向前併攏，採取站姿前彎式。

⑯
ⓐ雙手合掌，吸氣時抬起上半身。
ⓑ吐氣時放下雙手至胸前。

尚有餘力的人，可以試著向後反折上半身。

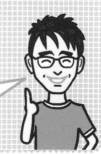

老師，請教教我！　　　　　　Question

「為什麼在下犬式中要彎曲膝蓋呢？」

Answer

目的是為了確實伸展背部肌肉。膝蓋伸直容易造成腰部周圍的肌肉變硬，這時背部肌肉會跟著變緊繃。到最後由於全身僵硬的關係，對原本就硬梆梆的人來說，反而適得其反。
放鬆膝蓋，背部自然不緊繃，再加上吐氣時伸展，背部自然更加輕鬆。只要背部柔軟，自然能輕鬆打造各種體式。

1-7 拜月式
～打造年輕水嫩的身體

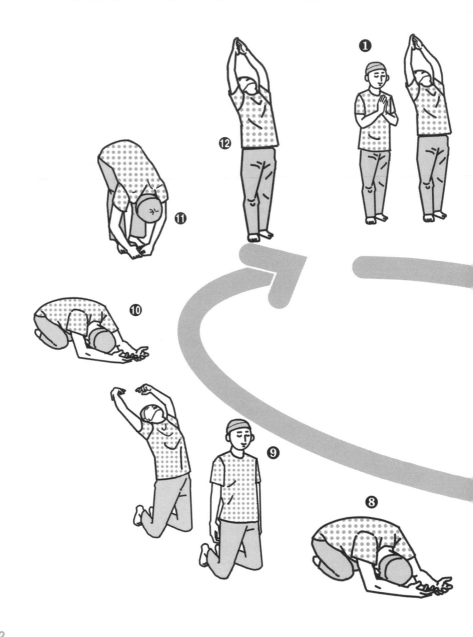

課程目的

「拜月式」由各種動物體式和祈禱式組合而成。包含「所有生物看到月亮時，內心會感到平靜，心中充滿感激與感恩」的意思。實際上，每次進行拜月式時，心情都格外穩定。除此之外，拜月式亦有增加身體柔軟度的功效。

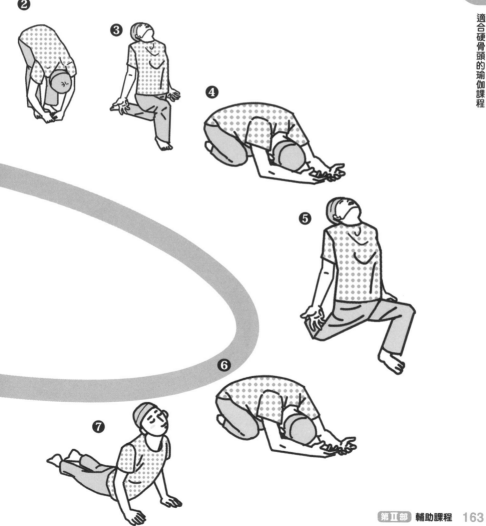

課程流程

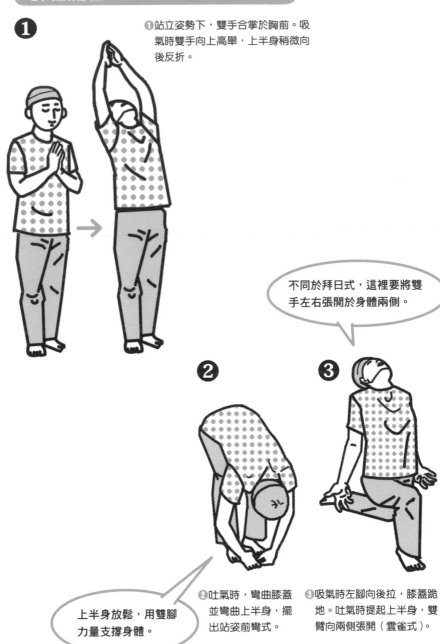

① 站立姿勢下，雙手合掌於胸前。吸氣時雙手向上高舉，上半身稍微向後反折。

不同於拜日式，這裡要將雙手左右張開於身體兩側。

上半身放鬆，用雙腳力量支撐身體。

② 吐氣時，彎曲膝蓋並彎曲上半身，擺出站姿前彎式。

③ 吸氣時左腳向後拉，膝蓋跪地。吐氣時提起上半身，雙臂向兩側張開（雲雀式）。

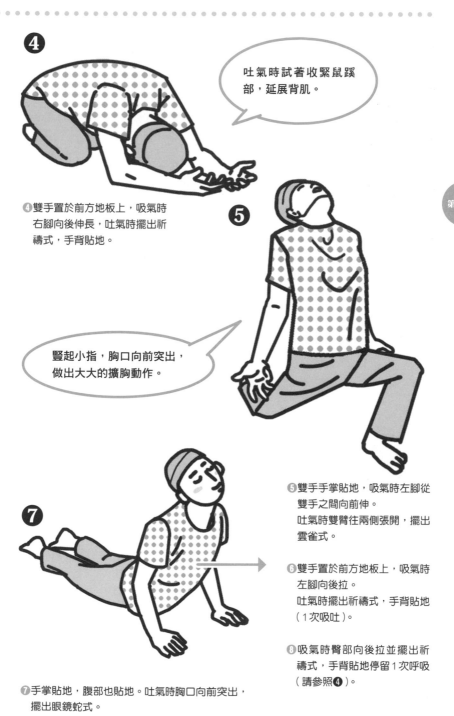

❹雙手置於前方地板上，吸氣時右腳向後伸長，吐氣時擺出祈禱式，手背貼地。

吐氣時試著收緊鼠蹊部，延展背肌。

豎起小指，胸口向前突出，做出大大的擴胸動作。

❻雙手手掌貼地，吸氣時左腳從雙手之間向前伸。
吐氣時雙臂往兩側張開，擺出雲雀式。

❻雙手置於前方地板上，吸氣時左腳向後拉。
吐氣時擺出祈禱式，手背貼地（1次吸吐）。

❽吸氣時臀部向後拉並擺出祈禱式，手背貼地停留1次呼吸（請參照❹）。

❼手掌貼地，腹部也貼地。吐氣時胸口向前突出，擺出眼鏡蛇式。

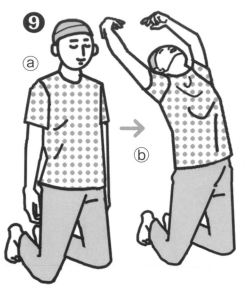

⑨ⓐ吸氣時雙膝跪地。
　ⓑ吐氣時雙手向上高舉（駱駝式）。
　尚有餘力時，可以稍微向後反折上半
　身。
　吐氣時放下手臂，恢復至ⓐ的狀態。

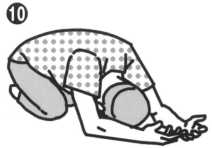

⑩吐氣時臀部向後拉，擺出祈禱式。手
　背貼地，停留1次呼吸。

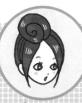

老師，請教教我！　　　　Question
「拜日式和拜月式最大不同之處在哪裡？」

Answer

這兩組體式乍看之下很相似，但拜日式充滿能量，顯得朝氣
蓬勃。而相較之下，拜月式給人安靜平和的印象。實際操作
後，明顯感覺得到拜日式比拜月式更容易滿身大汗。另一方
面，由於拜月式中有許多身體貼地，低頭祈禱的動作，在心
境上較為冷靜沉穩。
習慣拜日式或拜月式的動作後，可以持續多做幾次沒關係。
相信日復一日的練習，動作會愈來愈幹練，同時也能培養出
堅強又柔韌的身心。

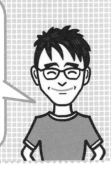

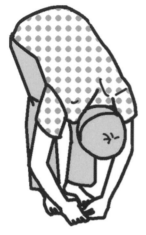

11 ⑪將手置於膝蓋兩側。吸氣時踮腳尖，提起臀部，然後恢復站姿前彎式。
雙手置於地板上，在膝蓋彎曲狀態下吐氣並讓上半身向下垂放。

12

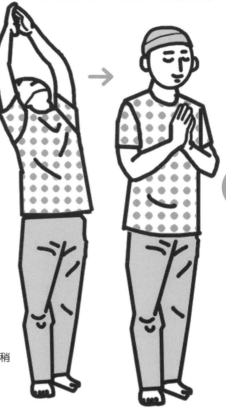

⑫雙手合掌，吸氣時抬起上半身並稍微向後反折。
吐氣時，雙手合掌置於胸前。

老師，請教教我！　　Question

「同樣是『雲雀式』，
但拜日式中是雙手向上高舉，
拜月式中是雙手向兩側張開，
為什麼會不一樣呢？」

Answer

拜日式中將雙手向上高舉，是為了表現強而有力。而且這樣的姿勢有助於腹部用力，打造出充滿能量的體式。
另一方面，拜月式中雙手垂放並向兩側張開，這是為了呈現安靜狀態。拜月式中的雲雀式體式，胸口向前突出的動作給人柔軟的感覺。

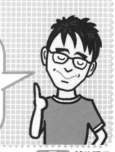

正視身體僵硬的體式研究

第 2 章

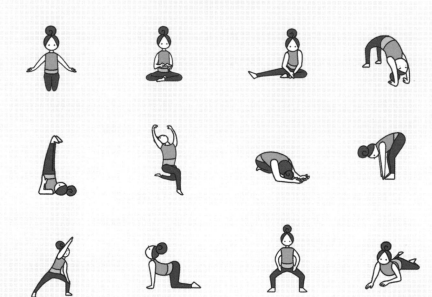

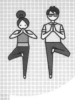

體式研究的重要性

在接下來的第2章中，我特別為身體硬梆梆的人挑選4種希望他們能夠用心仔細練習的體式。「貓式」、「站姿前彎式」、「三角式變體」、「蹲馬步式」。

造成身體僵硬的原因很多，但身體僵硬的人有個共通特徵，就是「使用不自然力量的習慣」。

身體僵硬的人往往沒有在正確場合下使用正確的肌肉，而且時常不自覺地持續於某個特定部位施加負荷。雖然說這世界上幾乎沒有人能夠完美地使用身體，但肌肉硬梆梆的人多半是極端不合理地使用自己的身體。

平時不常使用的肌肉會怎麼樣呢？老化速度變快，肌肉變僵硬且萎縮。另一方面，平常過度使用的肌肉則容易因為不斷蓄積疲勞而受損、疼痛。

為了從這種失衡狀況中解脫，希望大家積極練習本章節所介紹的4種瑜伽體式。我希望大家透過瑜伽體式和呼吸，仔細觀察自己使用身體的習慣，並改善身體的不適。

第4章中稍微提過瑜伽學院學員最常提出來的問題之一，也就是在課堂上明明能輕鬆完成的瑜伽體式，為什麼回家後自行練習時卻往往做不好或做不到。

在我的課堂上能夠成功打造體式完成型，其實沒有任何神祕的訣竅，單純只是按部就班地做好打造完成型所需要的每一個過程和步驟。

以「步行」為例，先踏出一隻腳，接著再踏出另外一隻腳。交互進行這個動作並將整個過程串聯起來，「步行」方能成立。打造瑜伽體式也是同樣道理，確實累積每個正確步驟，才是完成瑜伽體式的關鍵所在。

瑜伽體式的過程理當比步行來得繁多且複雜，但從累積過程以達到目標的層面上來說，這兩者的道理是一致的。

衷心希望大家藉由這個章節好好面對自己的身體，找出能夠讓自己身心舒暢的訣竅。

第2章的課程內容一覽表

標題	內容	時間	難易度
2-1 貓式	●透過重複彎曲脊椎、反折身體的動作，仔細觀察全身變化。	8分鐘	★
2-2 站姿前彎式	●觀察身體如何在呼吸和重力的作用下自然放鬆的過程。	5分鐘	★
2-3 三角式變體	●掌握內收腹部，延展脊椎之理想狀態的訣竅。	4分鐘	★★
2-4 蹲馬步式	●練習放鬆上半身，利用下半身來支撐身體。	6分鐘	★★★

★‥‥‥‥‥無須特別練習也能輕鬆做到

★★‥‥‥靜下心好好做就能做到

★★★‥稍微練習一下就能做到

2-1 貓式

⓪ 體式的意義、功效

脊椎肩負「支撐身體」的重責大任。除此之外，脊椎周圍也聚集許多非常重要神經。打造貓式時會大量活動脊椎，大家可以透過身體動作仔細觀察全身感覺的變化。

① 打造體式的方法

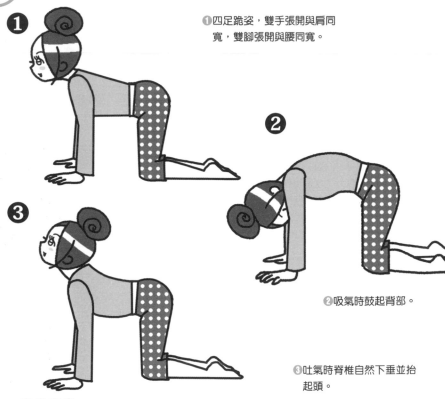

❶四足跪姿，雙手張開與肩同寬，雙腳張開與腰同寬。

❷吸氣時鼓起背部。

❸吐氣時脊椎自然下垂並抬起頭。

動作重點

□雙手是否張開與肩同寬？雙腳是否張開與腰同寬？（身體穩定）

□雙手和膝蓋是否用力推壓地板？

（只要身體與地板的接觸部位穩定，軀幹的動作自然柔軟順暢）

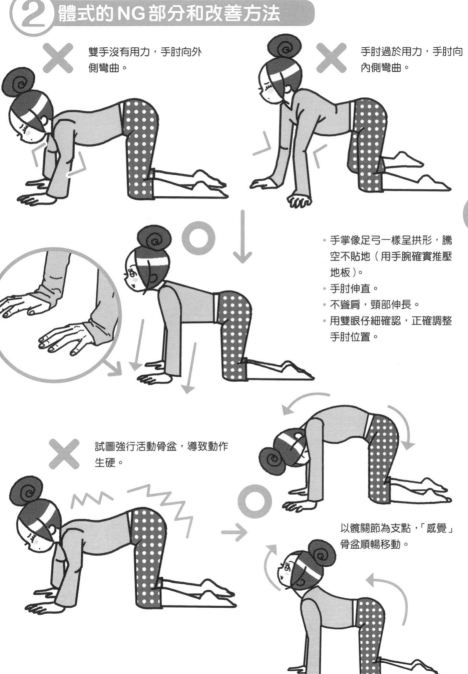

雙手沒有用力，手肘向外側彎曲。

手肘過於用力，手肘向內側彎曲。

- 手掌像足弓一樣呈拱形，騰空不貼地（用手腕確實推壓地板）。
- 手肘伸直。
- 不聳肩，頸部伸長。
- 用雙眼仔細確認，正確調整手肘位置。

試圖強行活動骨盆，導致動作生硬。

以髖關節為支點，「感覺」骨盆順暢移動。

③ 呼吸重點

1 自然呼吸法的貓式

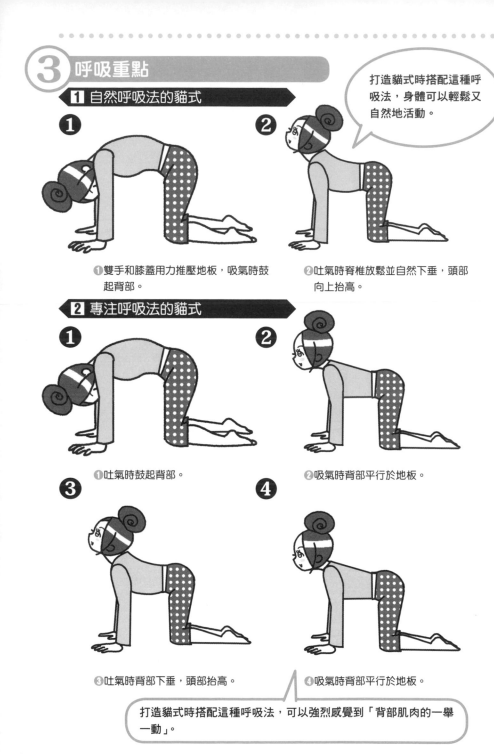

❶雙手和膝蓋用力推壓地板，吸氣時鼓起背部。

❷吐氣時脊椎放鬆並自然下垂，頭部向上抬高。

打造貓式時搭配這種呼吸法，身體可以輕鬆又自然地活動。

2 專注呼吸法的貓式

❶吐氣時鼓起背部。

❷吸氣時背部平行於地板。

❸吐氣時背部下垂，頭部抬高。

❹吸氣時背部平行於地板。

打造貓式時搭配這種呼吸法，可以強烈感覺到「背部肌肉的一舉一動」。

④ 體式變化型

1 單側伸展貓式

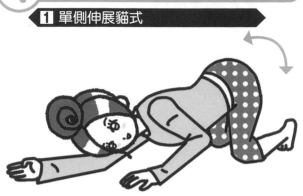

- 從四足跪姿開始，右手向前伸長。
- 以右手手肘作為動作支點，骨盆向左右兩側輕輕搖晃。
- 重心置於右膝，感覺右側側腹的伸展。

※ 對側也是同樣步驟。

2 小狗伸展式（雙側伸展貓式）

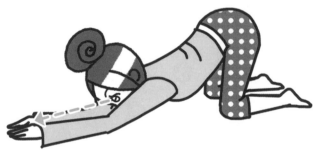

- 從四足跪姿開始，雙手向前伸長。
- 目光凝視雙手之間。
- 輕輕蠕動臀部和背部（消除不熟悉的動作帶來的緊繃）。
- 上下翻轉手掌，感覺肩胛骨的動作。
- 反覆深呼吸，感覺胸口的舒展。

3 小狗伸展式加合掌上下移動

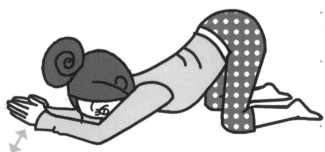

- 從「從小狗伸展式」的狀態開始，雙手合掌。
- 以手肘為支點，抬起放下雙手數次，讓肩胛骨逐漸柔軟。
- 左右搖晃骨盆。不會覺得頸部不舒服的話，請將下巴抵在地板上，輕輕搖晃頭部（有助舒緩頸部）。
- 吸氣時緩緩抬起身體。

2-2 站姿前彎式

0 體式的意義、功效

站姿前彎式絕對不是「痛苦又不舒服的體式」。我反而認為這種體式最適合放鬆上半身,並且端正姿勢。接下來為大家介紹硬骨頭也能安心操作的屈膝前彎法。請大家活用呼吸和重力作用,仔細觀察身體變化。

1 打造體式的方法

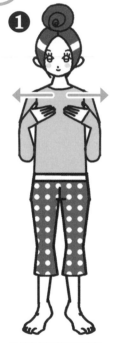

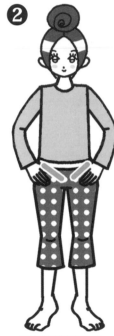

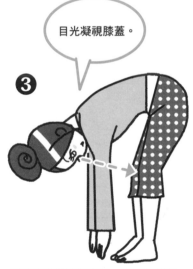

目光凝視膝蓋。

❶ 雙手置於胸口前方。手肘靠近身體兩側,進行擴胸運動。

❷ 雙手置於鼠蹊部,彎曲膝蓋。

❸ 從鼠蹊部彎折身體,做出前彎姿勢。放下手臂時伸直手肘。

動作重點
從站姿前彎式恢復至原本的站立姿勢時,請配合吸氣慢慢抬起上半身。維持膝蓋彎曲狀態,從脊椎最下方如堆疊積木般慢慢抬起身體。最後再將頭部擺在肩膀上,如此便能在柔軟姿態下恢復站立姿勢。

體式的 NG 部分和改善方法

✕ 　　　　　　　　　　　〇

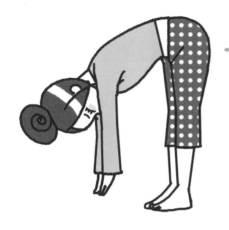 →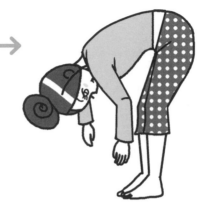

從站立姿勢一舉將上半身向前彎曲。膝蓋筆直僵硬。
背部緊繃，呼吸困難。

膝蓋彎曲至背部感覺舒服的角度，手肘放鬆。重心確實擺在雙腳上，上半身放鬆不用力，感覺頭部和手臂的重量。

老師，請教教我！　　Question

「如果有能夠輕鬆做到站姿前彎式的訣竅，請教教我！」

Answer

彎曲手肘並依序由內側→外側輕輕擺動，對消除手臂和肩胛骨的緊繃非常有幫助。手臂放鬆，背部也會比較輕鬆。雖然動作看似微不足道，但效果非常好！
除此之外，稍微誇大地開闔嘴巴和眼睛也有加分效果。臉部不緊繃，大腦自然會逐漸安定且放鬆，進而促使全身肌肉達到放鬆狀態。請大家務必嘗試一下。

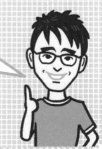

③ 呼吸重點

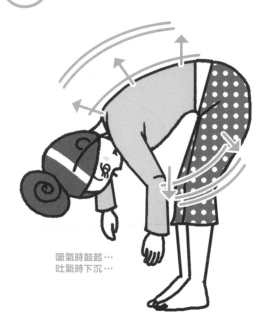

吸氣時鼓起…
吐氣時下沉…

* 按照①的步驟打造體式。

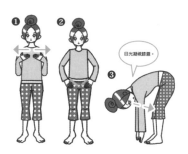

目光凝視膝蓋。

* 吸氣時鼓起背部和腹部，感覺上半身騰空。
* 吐氣時全身縮小，感覺上半身下沉。

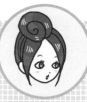

老師，請教教我！　　　Question

「想要透過瑜伽體式好好放鬆身體，應該多留意哪些細節？」

Answer

仔細體會感覺，仔細觀察變化，身體自然慢慢放鬆。
在第I部中曾經詳細說明，「感覺」真的非常重要。
在呼吸作用下，肌肉用力伸展與輕微收縮。而在重力作用下，上半身肌肉才能毫不勉強地進行伸展。
站姿前彎式可說是最適合用於觀察身體變化的瑜伽體式。

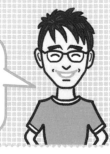

2-3 三角式變體

⓪ 體式的意義、功效

三角式變體也稱為「伸展斜三角式（Utthita Parsvakonasana）」。練習這個體式有助於掌握內收下腹部、延展脊椎的訣竅。除此之外，還能鍛鍊支撐身體的雙腳力量。這種體式最適合用於打造強勁又柔韌的身體。

※練習這種體式時，記得左右兩側都要依照同樣步驟操作一遍。

① 打造體式的方法

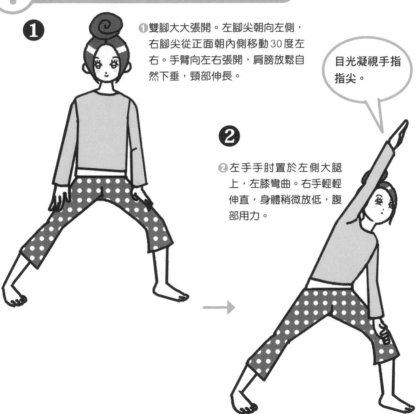

❶

❶雙腳大大張開。左腳尖朝向左側，右腳尖從正面朝內側移動30度左右。手臂向左右張開，肩膀放鬆自然下垂，頸部伸長。

目光凝視手指指尖。

❷

❷左手手肘置於左側大腿上，左膝彎曲。右手輕輕伸直，身體稍微放低，腹部用力。

動作重點
完成體式後要恢復原本姿勢時，吸氣的同時讓上半身恢復至原本位置。張開的雙腳則以逆八字形→八字形交替的方式互相靠近至併攏。

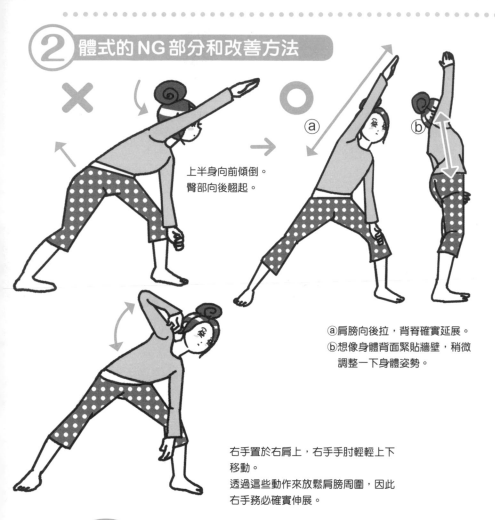

② 體式的 NG 部分和改善方法

上半身向前傾倒。
臀部向後翹起。

ⓐ肩膀向後拉，背脊確實延展。
ⓑ想像身體背面緊貼牆壁，稍微
　調整一下身體姿勢。

右手置於右肩上，右手手肘輕輕上下
移動。
透過這些動作來放鬆肩膀周圍，因此
右手務必確實伸展。

老師，請教教我！　　Question

「恢復原本姿勢時，為什麼要以逆八字形→
八字形交替的方式併攏雙腳？」

Answer

這是為了保留透過體式所獲得的身體放鬆感覺。一次移動一
隻腳的話，下半身容易緊繃。
所以建議同時使用雙腳，一起慢慢移動，逐漸恢復至原本的
姿勢。

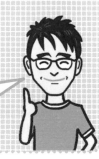

③ 呼吸重點

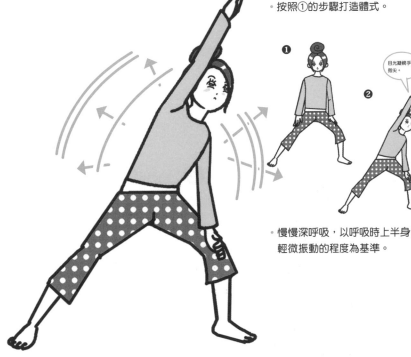

• 按照①的步驟打造體式。

❶

❷

目光凝視手指指尖。

• 慢慢深呼吸，以呼吸時上半身輕微振動的程度為基準。

第**2**章

正視身體僵硬的體式研究

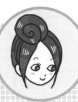

老師，請教教我！ **Question**

「打造體式時，為什麼伸直上方的手和目光凝視指尖那麼重要呢？」

Answer

若不伸直上方的手，脊椎難以確實延展，體式完成度也會受到限制。

手臂無法伸直的原因，可能是肩膀僵硬緊繃所致，請試著進行②步驟中最後介紹的動作。

而目光凝視指尖的原因，則是為了避免頸部因承受不了頭部向下的重量而誘發疼痛。另外，這也是為了讓脊椎能更容易延展。

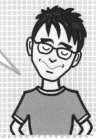

2-4 蹲馬步式

⓪ 體式的意義、功效

想要打造上虛下實（上半身放鬆不用力，下半身用力）的身體，蹲馬步式是最適合的體式。透過這個體式鍛鍊大腿肌肉，進而拉提鬆弛的大腿以減輕膝蓋軟骨間的碰撞，對緩和膝蓋疼痛症狀十分有效。

① 打造體式的方法

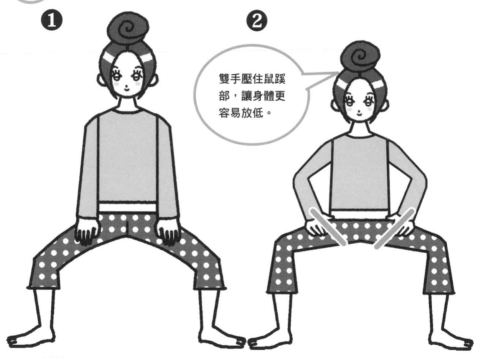

❶

❷

雙手壓住鼠蹊部，讓身體更容易放低。

❶雙腳大大張開，腳尖朝向外側。收緊肛門，將膝蓋向外側張開。

❷雙手壓住鼠蹊部，身體放低。背脊打直並維持10秒。

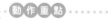

恢復原本姿勢時，吸氣的同時伸直膝蓋。
另外，張開的雙腳以逆八字形→八字形交替的方式互相靠近至併攏（養成善待身體的習慣）。

② 體式的NG部分和改善方法

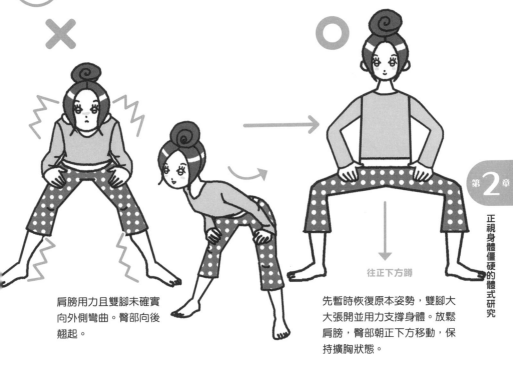

✕

肩膀用力且雙腳未確實向外側彎曲。臀部向後翹起。

○

往正下方蹲

先暫時恢復原本姿勢，雙腳大大張開並用力支撐身體。放鬆肩膀，臀部朝正下方移動，保持擴胸狀態。

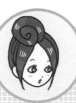

老師，請教教我！　　　Question

「教學中老師指示打造好蹲馬步式後，
自己從1數到10，這有什麼特別的意義嗎？」

Answer

發出聲音從1數到10，目的是幫助腹部用力，減少打造體式時的辛苦與不舒服。

蹲馬步式對腿部肌力較差的現代人而言是相對辛苦的一種體式，要維持這個狀態也比較困難。

但雙手向上高舉、向兩側張開，再搭配出聲計數，將有助於肩膀放鬆和丹田用力。如此便能維持這個姿勢久一點。

除此之外，伸長手也能幫助延展背脊，真可謂是一舉兩得的瑜伽體式。

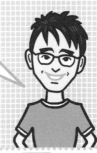

第2章

正視身體僵硬的體式研究

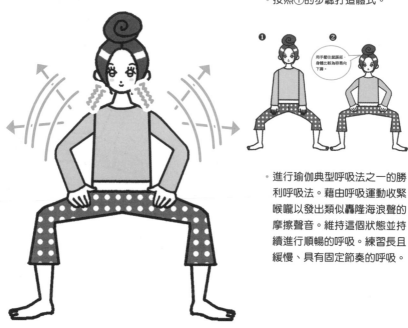

• 按照①的步驟打造體式。

用手壓住膝蓋部，身體比較為容易向下蹲。

• 進行瑜伽典型呼吸法之一的勝利呼吸法。藉由呼吸運動收緊喉嚨以發出類似轟隆海浪聲的摩擦聲音。維持這個狀態並持續進行順暢的呼吸。練習長且緩慢、具有固定節奏的呼吸。

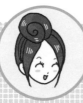

老師，請教教我！　Question

「教學中老師指示我們在蹲馬步式狀態下搭配呼吸進行練習，這是為什麼呢？」

Answer

在蹲馬步式狀態下，比較容易感覺到丹田的位置。除此之外，不僅能確實意識身體軸心，還能消除肩頸沒必要的緊繃。

由於是同時進行勝利呼吸法，更是一種包含大腦在內的全身訓練。

遇到瓶頸的時候，蹲馬步式也可以作為轉換心情的運動，建議大家多將這項體式融入日常生活中。

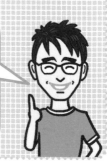

專欄

善待自己

自從我開始從事瑜伽老師的這份工作後，不少人對我心存特殊印象。

請容我先打破大家的這種刻板印象，我既非聖賢，也非仙人，我吃魚吃肉，也愛喝酒。在工作、家庭、健康方面，什麼年紀該有的煩惱我一項也沒少，會為了無聊的小事生氣，也曾經做過不少丟臉事。簡單說，我就是一個隨處可見的普通大叔。

但比起一般就職於企業的上班族，我或許有較多機會思考工作、心靈層面的問題。為了改善自己、瑜伽學院的同仁和學員的身心，我總是不斷探索這方面的相關事物。硬要說的話，我在這方面確實和一般大叔不太一樣。

在水野瑜伽學院的一般課程裡，我們經常談論學員最感興趣的健康問題、瑜伽體式和複雜的身體構造。另一方面，在1個月舉辦1次的瑜伽研究會、1年舉辦4次的瑜伽老師培訓課程中，心靈與身體的關係、理想的心靈狀態等話題也占了不小的比例。在已故的瑜伽老師沖正弘老師「想改變身體，就要同時改變心靈（想法）；想改變心靈（想法），就要同時改變身體」的教導下，我不僅重視身體，也十分重視心靈。

我曾經在某次瑜伽研究會上以「喜歡自己」為主題與大家進行討論與分享。

在研究會上，每4人為1組，先在小組討論上與他人分享自己的優點。「我擅於擬訂計畫」、「我愛整齊，凡事井然有序是我的強項」、「我每天不間斷地練習瑜伽」等等。別人分享自己的優點時，其餘3人則要說「真是厲害！」、「原來如此，確實很有你的風格」樂於接納並給予讚美。

日本自古對「讚美自己」沒有什麼太好的印象。因為讚美自己的話語中潛藏著容易遭人誤解為傲慢的

危險，甚至可能有招致他人訕笑：「那個人是怎樣啊，一直自吹自擂。」

為了低調融入周遭人的圈子裡，不自我炫耀的謙虛態度是生存在社會上的必備條件。由此我們日常生活的對話中多半使用「謙卑」、「恭維」的話術。但在研究會上，我們拋棄這一切的束縛，認真實踐發表自己的優點，同時也樂於接納他人陳述自己的優點。

從這個過程中，我們發現幾件事。

舉例來說，感覺「大家都接納了我的優點」時，心情格外振奮，有種沉浸在幸福中的感覺。有些人甚至頓時對周遭產生強烈的信任，基於「大家這麼捧我場」而心存感謝之情。

在研究會中深刻感受到接納自己的優點和接納別人的優點竟能帶來如此大的影響力。

然而難免還是有人習慣將「我是個沒用的人」、「不論做什麼都失敗收場」等貶低自己的話語掛在嘴邊。這些人乍看之下似乎很消極，但實際上未必是打從心底負面思考的人，他們可能只是一時過度評價自己。

因為心急於「想要變得更好，想要更完美」而對自己過於嚴格要求。或者過度期待「自己其實可以做得更好」而無法接受現實與結果。因而到最後老是將「為什麼自己做不到（其實不應該是這樣的）」掛在嘴邊。

其實每個人都很重視自己，不僅喜歡自己，還非常寵愛自己。這是身為人類原本就有的自然情感。正因為喜歡自己，才想要做得更好，才認為自己應該辦得到，亦即這是人類自然的欲望。

我認為與其過度束縛這種情感與欲望，不妨更自由自在地表達自己內心最原始的情感。現在，讓我們先從接納自己的優點開始做起吧。除此之外，對於別人的自我炫耀，別再皺眉訕笑，試著改變自己的觀點，想想對方也只是一種很自然的情感表現。只要坦然接受「我喜歡自己」的這種想法，心境自然變得平穩許多。

我認為保持謙虛態度的同時，也可以做到重視自己、重視他人。

「我喜歡自己」的想法愈強烈，身為人類的強韌肯定愈容易呈現在

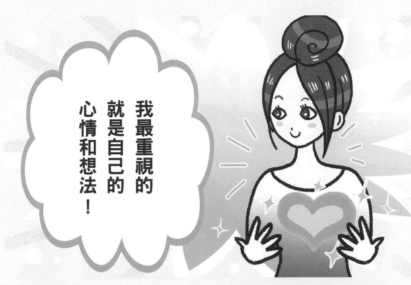

我最重視的
就是自己的
心情和想法！

我們的生活方式中。

別人怎麼想，別人的喜惡都無所謂，最重要的是培養重視並守護自己重要想法的堅定意志。

身為人類，唯有打從心底喜歡自己，方能認為自己的想法具有價值，進而加以重視。因為想要保護具有價值的事物，才得以鼓起勇氣，發揮不屈不撓的潛力。害怕與周遭人起衝突而壓抑、隱藏內心真正的想法，我想這種人應該還沒達到打從心底喜歡自己的階段。

膚淺的自戀在性質上完全不同於真正的愛自己與自尊心。真正的愛自己與自尊心即便過度，也不會是令人困擾的事，更不是丟臉的事。

話說回來，如果是不正常的愛自己與自尊心，反而會成為一種妨礙。在重要場合裡，以「不可能」或「辦不到」等理由幫自己踩煞車，只會徒然消耗專注力與耐力等重要精神力，實在非常可惜。

我們真的很愛惜自己嗎？假設自己老是用「這樣的我真沒用」、「我怎麼老是失敗」這些話語責備自己，請大家憑藉意志力阻止自己這麼做，並且試著再次捫心自問，對自己來說，什麼才是最重要的。

每一個人都有自我價值，重視這個價值，提升這個價值，最後受惠的肯定是自己，而不是別人。

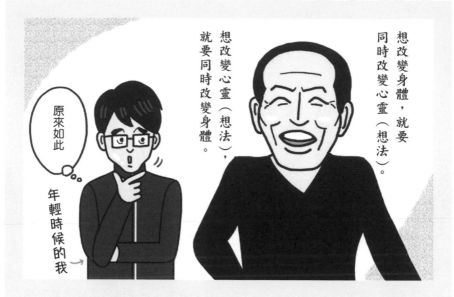

活用「核心瑜伽」 磨練原始感覺

第 3 章

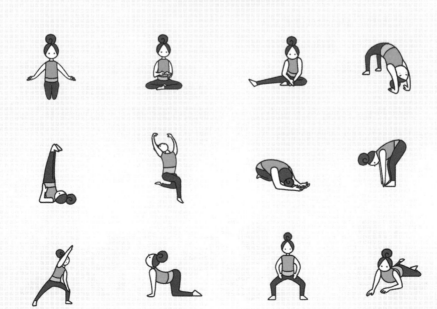

何謂人類的「核心」？

利用「核心瑜伽」激發身心能量

接下來為大家介紹的核心瑜伽，主要都是些同時作用於身體核心（＝軀幹）和心靈核心（＝丹田）的動作。而目標是透過核心瑜伽調整身心平衡狀態，促使身心更容易發揮生存能力。

以下列舉3種核心瑜伽的具體優點。

❶自體內激發活力，讓身體充滿能量。
❷使軀幹強勁又柔韌，讓身體更容易打造各種瑜伽體式。
❸強化丹田，讓精神面變得更加積極進取。

為什麼核心瑜伽有這些優點？接下來讓我為大家詳細說明。

刺激本能的動作使身心充滿活力

從「身體動作」這個觀點來看現代人的生活模式，真的可以說無論動作的質或量都非常貧乏，模式也極為一陳不變。

舉例來說，在學校或職場一整天，大部分的人多半一直維持坐著或站著的固定姿勢。而回家後的休閒時間，也幾乎是躺著看電視或滑手機。即便假日與朋友相約出遊，絕大多數的時間都只是坐著聊天。

倘若平時沒有運動、跳舞等休閒嗜好，幾乎沒有活動全身的機會。

現代人由於活動力不足，導致身體僵硬或錯誤使用身體，進而誘發膝蓋或腰部疼痛，雖然很不幸，卻都是必然結果。

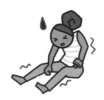
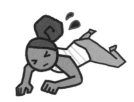
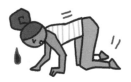

放眼現代日本的生活環境，四處都有既安全又便利的設施。

在安全的環境中，我們無須刻意柔軟地使用腰部和膝蓋，也無須步步為營。也就是說，即便隨性跑來跑去，幾乎不會因為環境因素而受傷。在如此方便的環境中，生活上只需要最小限度的動作就足夠了。

舒適和便利是文明帶給我們的恩惠，但另一方面卻讓我們的身體動作愈來愈匱乏。

從動物本能來看，這等同於是一種「放養」狀態。

我們享受著安全又便利的生活，其實只是近百年來的事。以前的人，亦即我們的祖先都在嚴峻的環境中日出而作，日落而息。

為求生存，為了覓食，為了孕育後代並哺育其長大成人，父母在危險又不便的環境中四處奔走。多虧這些充滿活力的祖先，才得以造就現今的我們，也才有機會享受這令人安心又方便的環境。

茫茫人海之中，肯定有人擁有傳承自祖先的強大「生命力」，但在現今這個社會裡，他們卻沒有能夠發揮並磨練這個力量的機會。原有的旺盛「生命力」失去大顯身手的舞台，停滯且不斷蓄積的能量反而變成負擔，最終成為破壞身心的導火線。

基於這個緣故，我希望大家積極進行核心瑜伽。核心瑜伽最大的優點是能夠在家輕鬆進行多樣化的全身運動。雖然核心瑜伽並非萬能（畢竟人類的身體需要各種程度的動作），但只需要一點點小能量和小空間，效果便能遍及整個身體。

不少核心瑜伽體式的靈感來自動物或小嬰兒的動作。

順帶一提，本書收錄的瑜伽體式中有不少是來自獵豹和小嬰兒動作的啟發。

在四肢和軀幹的共同合作下，獵豹走起路來顯得優美高雅。

而人類的小嬰兒充分活用全身肌肉，快樂地活動整個身體。

上面所列舉的都是非常原始的動作，由大人來模仿，看起來可能有些滑稽，再加上都是一些非日常生活必要的動作，幾乎沒有人願意在生活中隨興操作。

第**3**章

活用「核心瑜伽」磨練原始感覺

然而這些動作都是我們生物在進化與成長過程中必定會經歷的動作，因此實際操作後，必能藉由本能促使全身活絡。

刺激不僅作用於全身骨骼、肌肉和神經，甚至傳送至腦幹、間腦等腦部原始區域，既能使混沌的大腦變清晰、恢復明亮的視力，還能加深加大平時的呼吸。相信大家肯定能從中感受到自身體深處湧現的「生命力」。

另一方面，運用全身各部位的動作也有助調整全身平衡，像是舒緩腰部、膝蓋等過度緊繃的部位，收緊喉嚨、腹部和肛門等應該收縮的部位。如此一來，不僅容易放鬆手腳、頸部和肩膀以避免無謂的用力，還能打造最接近上虛下實（上半身放鬆，下半身用力）的身體狀態。

這也讓我們更容易體會健康的身體原本該有的「輕鬆愉快且舒服」的感覺。

身體強勁又柔韌，輕鬆愉快地活動

一流的運動選手、舞者、頂尖模特兒等，他們的動作和姿態之所以優美，多半因為他們比一般人更具有軀幹意識。我們從一些訪談報導中可以看出他們即便只是再單純不過的舉手投足，也明顯感覺得到他們有多麼意識著自己的軀幹。

能夠做出優秀又極具魅力動作的人，總是給人一種光芒散發自身體內側的深刻印象。我認為所謂軀幹的獨特光芒，即是一個人對軀幹投以高度意識時的體現。

無論頭部、手臂和雙腳再怎麼激烈活動，軀幹仍舊不受影響，盡忠職守地做好身為軸心的本分。而軀幹不屈服於強大的重力，始終筆直挺立、自由且優雅地彎曲，真的令人百看不厭。

核心瑜伽的目的是充分活用重要的軀幹，透過積極活動軀幹以活化集中於脊椎周圍的重要神經。只要全身神經暢通無阻，腦中想像的動作自然容易體現於身體上。將生硬的動作轉為有力且柔美，即便是向

來棘手的瑜伽體式，也能舒服又正確地完成。

我在打造瑜伽體式時，也曾經受惠於核心瑜伽。

像是重複20次的臀部走路法之後，便能在不知不覺間輕鬆打造平時覺得困難的犛式或眼鏡蛇式。另一方面，尤其是銀髮族，勤練核心瑜伽後，腳步逐漸變輕盈，既不容易跌倒，上下樓梯時也能健步如飛。

平時有意識地鍛鍊軀幹，除了有助於順利打造體式，「活動身體」這個行為肯定也會變得有趣、愉快。

提高丹田力，意志更堅強，態度更積極

核心瑜伽的第3個優點是強化丹田，這是我最想強調的效果。

日本文化自古重視「肚子（＝丹田）」，無論武道、茶道、花道或舞蹈，都非常強調自身的中心部位——丹田。除此之外，日本的身體文化是以屈膝下蹲，腹部內收為基本姿勢，並藉此提高動作品質與心理素質。

日本的傳統服飾和服，在設計上也讓人容易將注意力擺在丹田。腰帶和繫繩收緊下腹部，當肚子穩定，對丹田的意識自然隨之提高。

佛教等修行也十分重視丹田。幾百年來修行者透過禪坐「修練肚子（＝提高丹田意識）」，進行鍛鍊精神的修行。

即便完全沒有武道、藝道、禪坐的經驗，只要是日本人，都知道丹田的重要性。日本人與丹田有著切割不了的緊密關係。

我的瑜伽老師——沖正弘先生也是一個十分重視丹田的人。老師的瑜伽教學根基始終是「身心不二（＝身心無法分割）」的信念。面對前來找他諮詢精神問題的人，他總是細心給予建議。「想要內心強大，就要鍛鍊身體。調整姿勢與丹田，內心自然跟著改變。」師承沖老師的我也深感丹田的重要性。不同於內臟和肌肉，丹田並非實際存在的部位。丹田是個「位於下腹部一帶，支撐人類身心」的重要想像部位。

根據我的經驗，丹田雖然只是個想像部位，但絕非不重要，從我長年來的體驗和觀察中可以深刻感受「丹田的強大和生命力的強大息息相關」。

對人類而言，丹田是核心中的核心，也可以說是基礎或地基。只要這個部位扎實、強大，重心自然安定，當身體感覺安定時，呼吸也會逐漸緩和且深沉。

精神安定後，比較不容易受到外界雜音的干擾。捕捉事物變化的感受性同時變得較為敏銳。另一方面，在重要關鍵時刻活用直覺，也有助於進行冷靜的判斷。

換句話說，丹田與肉體核心、精神核心雙方都有著密不可分的關係。

順帶一提，丹田意識薄弱的人難以順利做好核心瑜伽的動作。反過來說，確實意識丹田的存在，核心瑜伽的動作自然愈來愈得心應手。意志力薄弱或對自己沒信心的人，請試著勤加練習核心瑜伽。

一步一步培養堅強的身心，不久後肯定能發揮自己與生俱來的能力。

發揮與生俱來的「生命力」

每天一點一滴的累積，在未來必定成能為巨大力量。這是長年來的瑜伽教學給予我的深刻感受。

以311日本大地震為契機，我們進入了一個需要強大生命力、適切判斷力的時代。每一天有各式各樣的資訊充斥在我們身邊，但接收正確的資訊和必要的資訊、明確描繪理想的未來、構思實踐理想的創意並採取最佳行動、與身邊的同伴互助合作、不放棄地貫徹到底……這些智慧都來自身為人類的「生命力」。

為了激發我們的「生命力」，從現在開始適當調整身心狀態，讓自己做好隨時都能視情況採取因應對策的準備。誠心希望核心瑜伽能對活在當下與未來的人有所幫助。

第3章的課程內容一覽表

標題	內容	時間	難易度
3-1 臀部走路法	● 以臀部大幅度擺動的方式前進。	2分鐘	★
3-2 蝴蝶式前進法	● 活用背部的S形弧度前進。	2分鐘	★
3-3 仰躺肩膀走路法	● 溫柔地使用頸部和肩膀前進。	2分鐘	★★
3-4 蝦式前進法	● 使用背部和腰部前進。	3分鐘	★★★
3-5 嬰兒前進法	● 活用手肘和膝蓋的力量前進。 ● 刺激大腦，調整全身平衡。	3分鐘	★★
3-6 獵豹走路法	● 想像獵豹走路的姿勢向前移動。 ● 活用軀幹，順暢向前移動。	4分鐘	★★★

★⋯⋯⋯⋯無須特別練習也能輕鬆做到

★★⋯⋯靜下心好好做就能做到

★★★⋯稍微練習一下就能做到

第**3**章

活用「核心瑜伽」磨練原始感覺

3-1 臀部走路法

⓪ 解說：動作的意義和功效

臀部走路法是依序輪流使用左右側臀部向前移動的動作（向後移動比較好）。由於確實活動臀部，對緩和僵硬的腰部非常有效。另外，伸展丹田以上的上半身，並且善用下半身，更有助於掌握使用丹田的訣竅。

① 良好動作

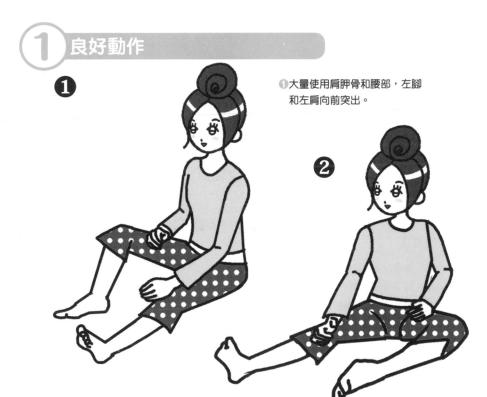

❶ 大量使用肩胛骨和腰部，左腳和左肩向前突出。

❷ 大量使用肩胛骨和腰部，右腳和右肩向前突出。

❖ 動作重點 ❖

□ 背脊是否彎曲駝背？　　下巴是否向前突出？
□ 是否收緊腹部肌肉？　　胸椎是否確實擴展？
□ 向前移動時是否輕柔活動背部和胸部？
□ 習慣用臀部向前移動後，試著挑戰用臀部向後或向左右移動。能否順利使用腰部肌肉向前移動？

② 不良動作

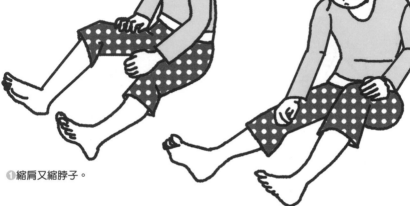

❶縮肩又縮脖子。

❷上半身向前傾倒，呈圓肩姿勢。

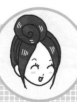

老師，請教教我！　　Question

「為什麼不能縮肩，
也不能讓上半身向前傾倒？」

Answer

一旦縮肩，頸部容易緊繃，造成頭頸和以下各部位的聯動情況變差，進而使腦中想像的動作難以表現在身體上。
另一方面，背部彎曲或向前傾斜易使全身肌肉僵硬，進而導致動作品質降低。
端正姿勢不僅能有美麗外觀，還具有打造舒服、靈活動作的效果。

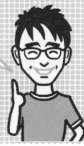

3-2 蝴蝶式前進法

ⓞ 解說：動作的意義和功效

蝴蝶式前進法是透過大幅度將背部S弧形向前向後擺動的方式向前移動（向後移動也很好）。集中注意力在脊椎上，動作盡量柔軟且充滿彈性。這個動作能促使背部逐漸變柔軟。另外，活動時將重心置於丹田，對放鬆肩膀力量和內收腹部也很有幫助。

① 良好動作

❶
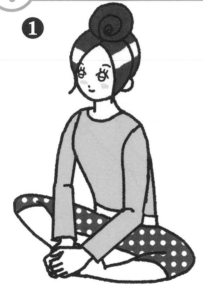

❶雙手握住腳尖，足底併攏。留意背部不可以彎曲。

❷
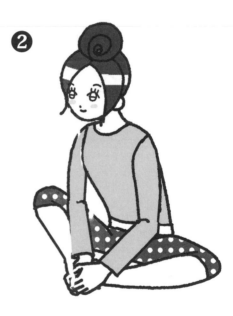

❷利用雙腳力量讓臀部向前移動。隨時意識骨盆的旋轉運動（角度變化）。

動作重點

☐ 確認起始姿勢。是否伸直背脊？腹部是否用力？（起始姿勢若不正確，後續動作的品質會隨之降低）

☐ 目光是否凝視下方？（請抬高頭，凝視正前方）

② 不良動作

❶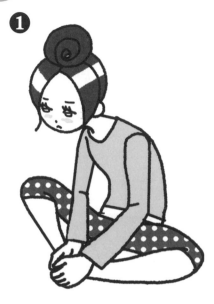

❷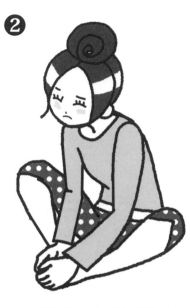

❶腹部放鬆,背脊彎曲呈駝背形狀。 頭部下垂。

❷雙腳力量不夠,未能將雙腳往身 體方向靠近。

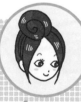

老師,請教教我! Question

「已經拼命做了, 為什麼還是無法順利前進呢?」

Answer

確實收緊鼠蹊部是重要關鍵。專注於收緊鼠蹊部,有助臀部 的騰空,讓脊椎動作更為流暢。反之,鼠蹊部鬆弛的話,動 作會變得十分笨重。請大家務必積極活用背部S形弧度。反 覆進行突出、收起下巴的動作,將有助於感覺脊椎的活動。 如「良好動作」中所介紹,進行❶的動作時突出下巴,進行 ❷的動作時收下巴。仔細觀察動作變化並深刻體會身體感 覺,不僅活用S形弧度的技術愈來愈好,背部也會變得更加 柔軟。

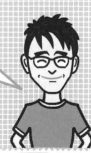

3-3 仰躺肩膀走路法

⓪ 解說：動作的意義和功效

仰躺肩膀走路法和臀部走路法一樣，都是輪流使用左右側身體向前移動。
確實活用頸部和肩膀肌肉，能促使平常使用機會較少且較為僵硬的頸肩肌肉獲得
舒緩。當肩膀活動力變好，腹部也會更容易用力。

① 良好動作

❶
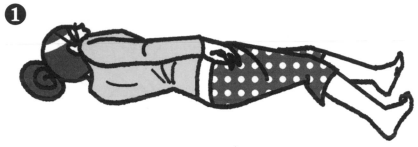

❶先用左肩推壓地板。右肩向上抬起時，右側腰部向右側滑動並貼住地板。
※ 活動身體時也可以將雙手置於丹田上，加強對丹田的專注力。

❷
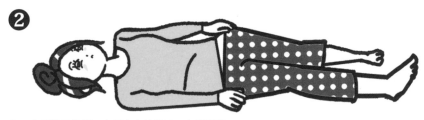

❷用右肩推壓地板。左肩向上抬起時，左側腰部
向左側滑動並貼住地板。

動 作 重 點
　□仰躺在地時，是否有縮肩情況？
　　（感覺頸部緊繃，試著輕輕左右搖晃頭部以緩解緊繃）
　□是否只仰賴肩頭部位移動？
　　（注意使用手臂根部和整個肩胛骨部位的肌肉）
　□下半身是否過度用力？
　　（下半身過度用力，容易使上半身的活動效率變差，進而造成疲勞）

② 不良動作

❶

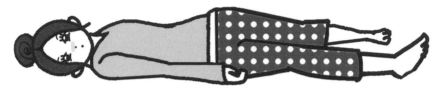

❶位於下方的肩膀未能確實貼於地板上。

❷

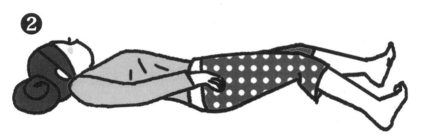

❷上半身幾乎沒動（＝沒有確實活用肩膀）。

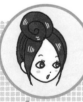

老師，請教教我！　　　Question

「為什麼我無法順利向前移動？
應該怎麼修正？」

Answer

問題或許出在只將注意力擺在大幅度動作的上方肩膀。以仰躺姿勢前進時，務必注意固定於下方的肩膀。一旦下方肩膀和地板的接觸點穩定性不夠，上方肩膀將無法順利大幅度移動。務必讓下方肩膀確實推壓地板以打造動作支點。
在接下來的動作中，大部分的人容易過度使用下半身力量，但切記務必完全釋放雙腳力量。將身體區分成上半身與下半身並分開使用，不使用雙腳和腰部的力量。

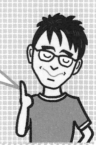

3-4 蝦式前進法

0 解說：動作的意義和功效

蝦式前進法可說是仰躺肩膀走路法的應用篇。

看到這個動作時，大家或許覺得和日常生活動作相去甚遠而感到驚訝，但正因為是平時不常做的動作，更需要勤加練習。活化不常使用的肌肉和神經，不僅使人通體舒暢，平時的動作也會變得更加輕盈，種種成效指日可待。

1 良好動作

❶

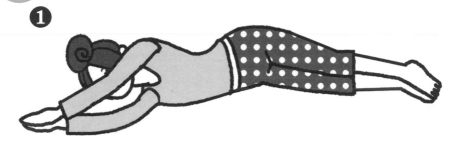

❶下方肩膀確實推壓地板，全身柔軟地伸展。

❷

❷固定下方肩膀以作為肩膀活動時的支點，然後將腰部朝行進方向牽引。

❸翻身後同樣進行❶和❷的步驟。

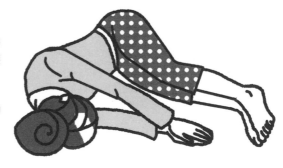

動作重點

□動作成功的祕訣在於正確操作每一個步驟，剛開始慢慢做沒關係，務必仔細按照❶❷的順序進行，並且隨時確認自己的狀態。

② 不良動作

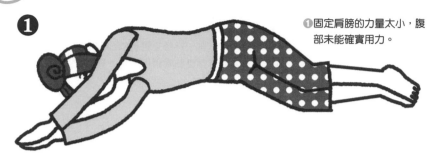

❶ 固定肩膀的力量太小，腹部未能確實用力。

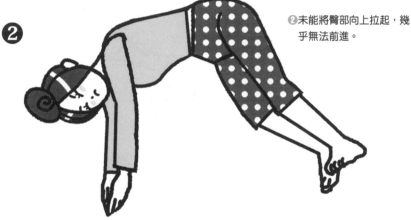

❷ 未能將臀部向上拉起，幾乎無法前進。

老師，請教教我！　　Question

「雖然想牢牢固定下方肩膀，
但腰部就是遲遲無法向上移動。這是為什麼呢？」

Answer

確實固定是重要關鍵，但過度意識可能造成後頸部因收縮而緊繃。唯有肩頸放鬆，動作才會流暢。而應該變硬的部位只有接觸地板的部分肩膀。請大家留意收下巴、拉長後頸部並柔軟地使用上方肩膀。
本書數次提到「分開使用身體各部位」，在這個動作中同樣請大家務必留意這一點。

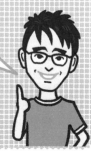

第3章
活用「核心瑜伽」磨練原始感覺

3-5 嬰兒前進法

⓪ 解說：動作的意義和功效

四足跪姿和爬行在小嬰兒的腦部發育上占有一席舉重輕重的地位。因此這些動作備受腦科學、運動訓練、醫療院所復健等領域的矚目與推崇。確實使用四肢以刺激大腦，對成人的動作也具有十足功效。

① 良好動作

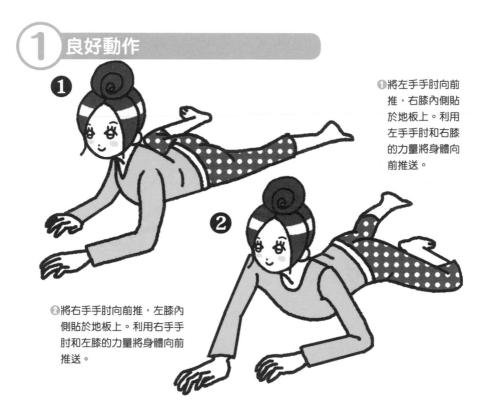

❶將左手手肘向前推，右膝內側貼於地板上。利用左手手肘和右膝的力量將身體向前推送。

❷將右手手肘向前推，左膝內側貼於地板上。利用右手手肘和左膝的力量將身體向前推送。

• 動 作 重 點 •

☐ 光是否凝視下方？
　（想像小嬰兒的爬行畫面，重點是目光確實凝視行進方向與目標物）
☐ 動作時是不是面無表情？
　（爬行中的小嬰兒總是非常興奮，我們活動身體時若能帶著豐富的表情，效果將會倍增）
☐ 頸肩收縮容易妨礙全身的舒展動作。
　腹部和雙腳放鬆造成軀幹向前推送的力量不夠。

② 不良動作

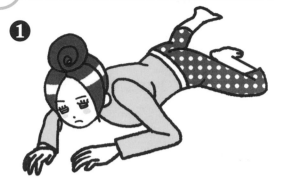

❶ 頸肩收縮容易妨礙全身的舒展動作。

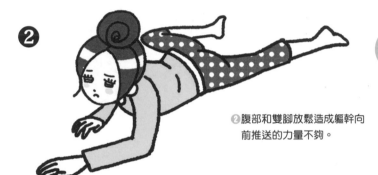

❷ 腹部和雙腳放鬆造成軀幹向前推送的力量不夠。

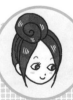

老師，請教教我！ Question

「看似簡單，實際挑戰後卻很困難。
這是為什麼呢？」

Answer

不少人會單憑手臂力量移動身體，然而實際上，讓手臂大幅
活動的腹部力量（支撐上半身）和膝蓋力量（將軀幹向前推
送）才是最重要的。
比較①和②的插圖就可以知道，縮頸聳肩或腹部、雙腳放
鬆，身體是無法順利向前移動的。
確實伸展丹田以上的背脊，並且讓膝蓋內側緊貼於地板上，
這些小細節才有助於提升整體動作的品質。

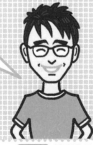

3-6 獵豹走路法

⓪ 解說：動作的意義和功效

請大家回想一下動物園或電視上看到的獵豹移動方式。軀幹與四肢互相配合，動作流暢且步伐高雅。

讓我們腦中想像著獵豹柔美的走路姿勢，試著活動自己的身體吧。相信全身的神經傳遞也會變得暢行無阻。

① 良好動作

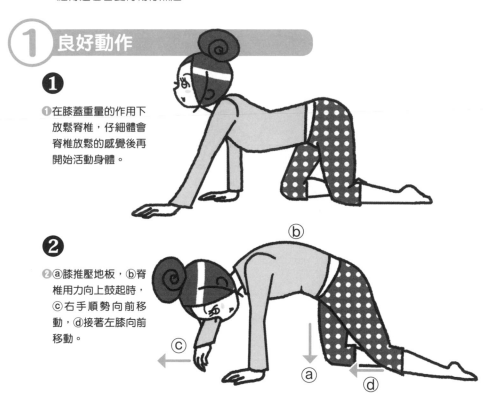

❶
❶在膝蓋重量的作用下放鬆脊椎，仔細體會脊椎放鬆的感覺後再開始活動身體。

❷
❷ⓐ膝推壓地板，ⓑ脊椎用力向上鼓起時，ⓒ右手順勢向前移動，ⓓ接著左膝向前移動。

·······動作重點·······

☐ 是否確實執行❶的步驟後再開始活動身體？
　（關鍵在於動靜之間的節奏。若節奏掌握得不好，則難以有獵豹般的優美走路姿勢）

☐ 手和膝蓋是否確實推壓地板？
　（❷最初的膝蓋動作會順勢帶出接下來的一連串動作。單純的動作理當流暢又安穩無聲）

② 不良動作

❶

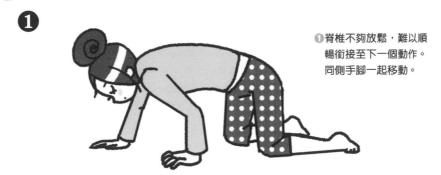

❶脊椎不夠放鬆，難以順
暢銜接至下一個動作。
同側手腳一起移動。

❷

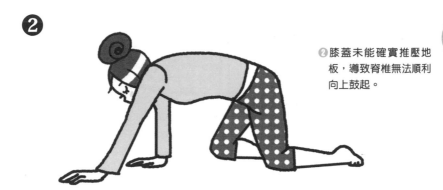

❷膝蓋未能確實推壓地
板，導致脊椎無法順利
向上鼓起。

第**3**章

活用「核心瑜伽」磨練原始感覺

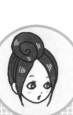

老師，請教教我！　　　　Question

「按照❶的步驟操作，但就是做不出獵豹的走路姿勢。
能否教我一些小訣竅？」

Answer

想要完美呈現獵豹的走路姿勢，大家可以試著伸直手肘。除
此之外，脊椎向上鼓起與下垂的「節奏」也非常重要。
順帶一提，脊椎下垂放鬆時，鼠蹊部必須收緊。而鼠蹊部伸
展時，背部隨之彎曲鼓起。脊椎一上一下的同時，手腳務必
確實推壓地板，這幾個小細節應該能夠幫助你們更容易掌握
訣竅。

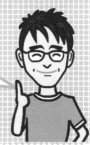

攤屍式

0 解說：動作的意義和功效

進行完第1～3章的課程和體式後，請務必以攤屍式作為結尾。
專注於深呼吸，有意識地讓肌肉好好休息，藉此提高整個瑜伽課程帶來的效果，
並且利用這個時間調整身心狀態（詳細步驟請參閱P118）。

1 打造體式的方法

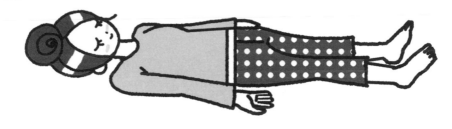

❶採取仰躺姿勢，閉上雙眼。雙腳張開與腰同寬，手臂勿緊貼於
　身體，大約相隔一個拳頭寬，手掌朝上。
❷深呼吸，感覺腹部的膨脹與收縮。
❸感覺手部重量。感覺左右手放鬆不用力。
❹感覺雙腳重量。感覺左右腳放鬆不用力。
❺放鬆臉部表情，保持柔和的笑容。雙眼和牙齒都不要用力。
❻感覺背部重量。感覺全身放鬆不用力。
❼持續緩慢呼吸。
❽喚醒身體，手肘彎曲、伸展（約2次）。
❾手臂向頭頂方向伸直，大大地伸展並放鬆（約2次）。
❿雙手收回來擺在身邊，搖晃一下雙腳。
⓫睜開雙眼，翻身成身體右側在下方的姿勢後再慢慢起身。

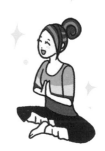

動作重點

保持清醒，避免在操作過程中睡著。維持專注力並讓身體深度放鬆。一旦睡
著，放鬆品質容易下降，建議大家盡可能保持清醒。

一起來冥想

第 4 章

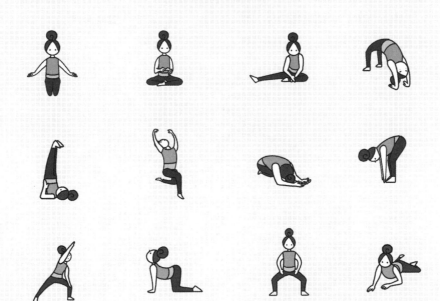

你喜歡自己嗎？

從潛意識裡改變自己

水野瑜伽學院的入會申請書中有一題這麼問道：「為什麼想要接觸瑜伽？」過去大部分的人都回答「因為缺乏運動」，但最近回答「因為想要學瑜伽」的人變多了。

雖然不少人回答「想要有健康的身體」，但不可思議地卻完全沒有人回答「想要有健康的心靈」。心靈和身體在彼此取得平衡下共同合作，有健康的心靈，才有健康的身體。而為了調整心靈狀態，我們需要優質的冥想訓練法。

本書除了針對身體構造與瑜伽體式進行說明，也想為大家介紹心靈與冥想相關的知識與方法。正式進入解說冥想的實踐方法之前，我想先為大家稍微介紹一下「心靈」構造。

我們一般常說的「心靈」，其實是由「顯意識」和「潛意識」二個部分構成，這樣的架構好比浮在海上的冰山（圖4-1）。

我們從出生瞬間到死亡瞬間，眼睛、耳朵、鼻子、舌頭、皮膚持續不斷從外界接收各式各樣的訊息，並且全部堆積於潛意識中，其中一部分偶爾會表現在顯意識中。我們以為自己的言語和行動是出自顯意識，然而基本上這些全是潛意識驅動下的產物。

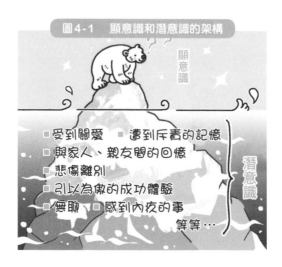

圖4-1　顯意識和潛意識的架構

顯意識

潛意識

■ 受到關愛　■ 遭到斥責的記憶
■ 與家人、親友間的回憶
■ 悲傷離別
■ 引以為傲的成功體驗
■ 無聊　■ 感到內疚的事
等等…

這個說法或許有些極端，但假設我們一天到晚不斷輸入負面訊息，我們的意識可能會愈來愈灰暗。相反的，如果一直輸入正面訊息，我們的意識會隨之變得正向。

先前介紹過意象訓練，那是一種利用巨大潛意識力量的訓練法，透過不斷描繪理想形象，讓這個理想更容易實現（P26）。

由此可知，「不斷重覆」是讓訊息確實紮根於潛意識中的訣竅。發現自我暗示方法的埃米爾・庫埃（Emile Coue）曾說：「自我暗示的訣竅是重覆、簡單、以平常心進行，無須刻意努力。」

但世界上「討厭自己」的人出乎意料之外地多。不想做引人注目的事、不擅長應付別人的攀談、討厭拍照等等。不斷重覆「討厭」的想法，或者時常將「討厭」掛在嘴邊，容易造成潛意識動不動就招徠一些令人「討厭」的言行舉止。

我們的意識基於理性運作，會根據善惡的判斷來篩選言行舉止。倘若無法好好控制潛意識，恐怕容易有言行失控的暴走情況。想要隨時保持心平氣和，務必盡可能減少潛

圖 4-2　從潛意識真正喜歡自己

最喜歡自己♡　水野健二

為了明確表達誰喜歡誰，宣告時請將自己的名字擺進去「我最喜歡〇〇〇」、「〇〇〇最重要」。重點在於以平常心重覆表達，而非一時興起。

意識中的負面想法。

第一步，建議大家先做到「喜歡自己」（**圖 4-2**）。唯有喜歡自己，潛意識才不會一直篩選容易傷害自己或造成損失的言行。

另外還有一個重點，不要抱持過度期待，只要靜靜等候潛意識對「喜歡自己」這個訊息的回應。

畢竟冥想原本就是一種不求目的和利益的單純行為。或許大家可以嘗試從以下這個方式開始，不要過度期待，反覆在內心描繪「我喜歡自己」，然後以平常心等待潛意識給我們的回應。

捨棄目的意識

「自己的現狀」是什麼意思？

之前有位大男人主義的男士前來學院上瑜伽課，他嘴裡喊著：「我是男人，才不會輸給女人呢！」然後硬是要做出坐姿前彎式。

那位男士滿身大汗又不斷哀嚎著下半身疼痛，著實折騰好一陣子後他放棄了。從那次之後，學院裡再也見不到他的蹤影。

瑜伽並不是一種體育項目，也不是一種要和他人論輸贏的競賽。對男女老少而言，練瑜伽的時間是安靜與自己的心靈、身體對話的時間。

換句話說，透過放鬆身體、體會舒服的感覺、專注於打造體式等方式認真面對自己的身心。藉由與身心對話的同時打造體式，有助於讓平時不協調的身心相互合作，趨於和諧，並進一步細心體會沉穩且集中的放鬆感。

如此一來，向來綁手綁腳的義務感和欲望將逐漸縮小。倘若能從這個過程中感覺到「自己的現狀」，即便只有一瞬間，也是非常難能可貴的機會。

話說回來，「自己的現狀」指的是什麼樣的狀態呢？大家對「現狀」這句話，有什麼想法呢？

我聽到「現狀」這句話時，我覺得義務感或欲望等束縛身心的「顯意識」會倏然消失，取而代之的是擁有巨大力量與無限可能性的「潛意識」。

我們所處的社會總是以「有明確的目標意識，並努力朝著目標邁進」為導向。在水野瑜伽學院裡也遇過不少清楚表明就是以「無論如何要瘦下來」為目標而入會的人。

擁有「無論如何都要達成目標」的信念固然很好，但我個人並不認為「只要有目標意識，凡事都能成功」。總而言之，希望大家練習瑜伽時，暫時先將堅強的信念擺在一旁，讓身心靈專注於享受瑜伽體式。畢竟想要達成目標，最重要的關鍵還是全心全意享受眼前現狀的心態。

目標意識過於強烈，容易造成自我意識過剩，身心變緊繃。身體在緊繃狀態下，不僅難以發揮實力，

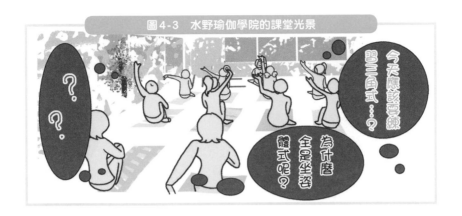

圖4-3　水野瑜伽學院的課堂光景

達成目標的可能性和自我成長空間也會變小。

　　勿將減肥作為練習瑜伽的單一目的，而是要將調整含精神方面在內的身心狀態也視為練習瑜伽的目的之一。如此一來，即便無法在短時間內達到瘦身目標，也能明顯感受到瑜伽帶給我們的消除疲勞與身心舒暢的成效。這讓我們擁有更多精力享受瑜伽的真正樂趣。

　　持續練習讓瑜伽愈來愈有趣，在課堂上學習新體式，回家後反覆練習，甚至將呼吸方式活用於日常生活中。每天積極重覆這些過程，在不知不覺間或許就已經達成最初設定的「瘦身」目標。

　　在筆者的瑜伽課堂上，絕對不會有一開始就做目標體式的這種事。

而是從一些和目標體式毫不相關的準備動作開始，並且不厭其煩地花時間操作（圖4-3）。畢竟要舒服地打造體式，關鍵在於從頭頂到腳尖，全身上下流暢地銜接在一起，因此釋放全身的緊繃，讓身心都能放鬆的步驟是絕對不可少。

　　不少學員向我反映「在課堂上能夠確實打造體式，但回家複習時卻往往做不到」，我想這些人在家練習瑜伽時，很可能是試圖一次到位，而正因為忽視事前的準備步驟，才無法像課堂上一樣打造完美的體式。

　　舉例來說，打造坐姿前彎式時，你可能對自己「無法張開雙腳」、「上半身無法向前傾倒」、「大腿內側疼痛」、「背部緊繃」等身體僵硬

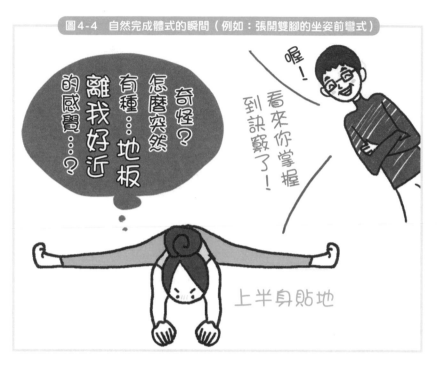

圖4-4　自然完成體式的瞬間（例如：張開雙腳的坐姿前彎式）

與不適感到驚恐。這時候不妨先將「將上半身向前傾倒並貼於地面」這個目標擺在一旁，試著先享受活動身體的樂趣。

　　一陣子過後你可能突然發現地板離自己好近。從客觀角度來看，是上半身自然往地板方向貼近，但就本人的角度來看，可能是一種「地板升起朝自己逼近」的奇妙感覺，而不是「身體往地板貼近」的主動感覺（**圖4-4**）。

　　不過，光靠1堂課或短時間的練習無法獲得這樣的感動，而且單憑蠻力達到目標，身心也難以獲得深度舒暢感。令人感到舒服的體式，並非靠身體逞強打造而來，而是猛然發覺時，身體已經自然而然完成。

　　體會這種感覺時，好比觸及到身體最重要的精髓，一種難以言喻的充實感。

　　我們的日常生活總是受到各種義務感和欲望驅使，一旦沒能達成目標，便會試圖尋找「自己不夠努力」、「環境太差」各種藉口以藉此

中途放棄。

遇到這種情況時，不妨試著先將目標意識擺在一旁，透過放鬆讓肌肉變柔軟，在享受舒暢感的同時自然完成瑜伽體式，我們甚至可以進一步將這種感覺活用到日常生活場景中。

自目標意識的束縛中釋放我們的身心，當身體領會那種釋放感時，緊繃的肌肉自然會慢慢放鬆。這時我們將有更多精力去感覺過往從未注意的「身體的重量」。從容不迫讓我們的肌肉進一步放鬆，血管變粗，我們不僅能感覺到自己身體的溫度，呼吸也會隨之趨於安穩且深沉（圖4-5）。

這些現象都是仔細體會「自己的現狀」時能夠獲得的典型感覺，同時也是放鬆的理想狀態。仔細體會「自己的現狀」有助於放鬆身心，讓自己擁有的潛在能力與創意更容易展現出來。

相信在這種狀態下，我們必定能在生命中觸及更多彌足珍貴的身體精髓。

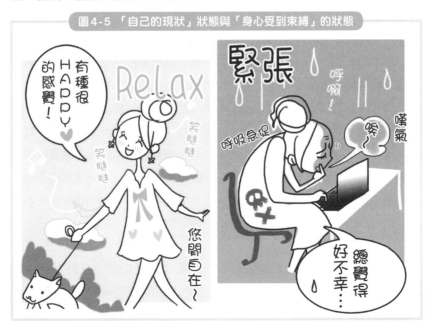

圖4-5 「自己的現狀」狀態與「身心受到束縛」的狀態

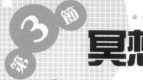

冥想

確實感受「此時」和「此地」

針對想要改善身體的人，誠心建議同時調整心理狀態。

調整心理狀態是指讓心情平靜，釋放體內多餘的力量，刻意營造平穩的愉快感（＝放鬆狀態）。身心處於緊張狀態下，別說感覺愉快／不愉快，全身上下容易因為不愉快而導致感覺變遲鈍，完全不曉得該如何加以改善。

相反的，身心處於放鬆狀態下，壓力變小的同時也有助於改善身體不適。感受力確實運作，便能準確判斷姿勢與動作是否正確。

深呼吸是快速調整心情的方法，但要澈底改善心理狀態，最適合的方式是冥想。最初的瑜伽體式是一種鍛鍊並調整身心的手段，主要目的是為了能夠長時間靜坐冥想。也就是說，在瑜伽歷史中，先有冥想，才有後來各式各樣的瑜伽體式。

現代瑜伽以體式為主，但我認為除了體式，更應該積極導入冥想。例如1天進行5分鐘的冥想，而更

理想的方式是打造體式的同時進行冥想。在體式中融入冥想的基本概念（穩定意識、縮小欲望、凝視最原始的自己），將能有效提升放鬆效果。

說得簡單點，冥想是一種「將容易受到事物束縛的意識逐漸縮小的訓練」，具體而言就是「身體自由活動，腦袋停止思考的時間」。

基本上，我們的意識喜歡名為「習慣」的束縛，凡事以近似的觀點進行思考，以熟悉的思考模式想事情。其實每個人都很清楚有各式各樣的見解和思維方式，但覺得改變過往的思考方式很麻煩，或者沒有勇氣打破既往思維，所以到最後還是陷入同樣的結果之中。

而冥想是一種能夠突破舊習的好方法。冥想並進入放鬆狀態，幫助身心獲得自由。好比身體擺脫束縛後便能自由行走。只要能從各種束縛中獲得解脫，我們必能有許多新發覺與新體悟。

冥想時要切割自我意識和雜念（對過去的後悔與對未來的不安等等），專注於「此時」這個時間，

「此地」這個場所，然而實際操作時會發現集中精神並不如嘴上說得那麼容易。往往忙著拂去心中雜念，或者沉浸於喜怒哀樂之際就已經悄悄迎來冥想時間的終了，甚至結束時還搞不清楚「剛才那段時間究竟算不算是冥想」。除此之外，冥想可能不如大家想像中那麼有趣。

但唯一可以確定的就是即便腦中盡是雜念，冥想後的心情肯定比冥想前來得舒暢。

冥想帶來神清氣爽，心境也變得更加寬廣——我想一開始能有這樣的效果就非常不錯了，大家覺得如何呢？

冥想和練習體式一樣，只要持續每天5分鐘，便能確實提高自身放

第4章
一起來冥想

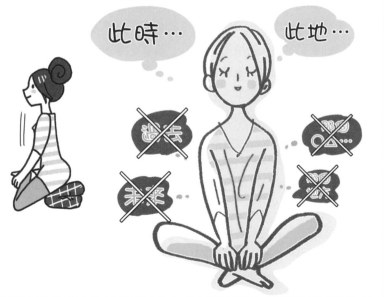

圖4-6　冥想的方法

①在坐骨下方擺放一個高一點的座墊，盤腿坐並挺直背脊。舌尖抵在門牙內側，臉部放輕鬆（尤其是眼睛），露出柔和的表情。
②以5分鐘為目標，維持分的姿勢並盡可能沉穩地深呼吸。這段期間什麼都別想，只集中精神於「此時」這個時間和「此地」這個場所。

此時…　　此地…

伸直頸部和背脊有助全身肌肉放鬆和集中精神。坐在較高的座墊上，能夠讓背脊輕鬆挺直，特別推薦給所有初學者。

鬆能力。我之前也說過好幾次，放鬆能夠創造更多各式各樣的可能性。建議大家每天持續練習瑜伽體式和進行冥想以提高放鬆能力，並且積極融入日常生活中。在持續進行瑜伽和冥想的過程中，受到束縛的顯意識慢慢退縮，而潛意識則逐漸抬頭，即便只有一瞬間，若能實際體驗到「自己的現狀」這種感覺，那將會是非常美好的經驗。

接下來為大家說明冥想的方法（**圖4-6**）。進行冥想時，集中精神於「此時、此地」。假設腦中不斷浮現今天發生過的事、昨天見過面且說過話的臉孔、明天的預定行程等各種想法，必須靠自己的意志力去抑制這些想法繼續發展下去的欲望。這時候可以試著計數自己的呼吸次數，慢慢數到10，再慢慢倒數回1。或者「腳部貼地……手觸碰腳……背部……」將意識集中於自己的五感上。

冥想結束時，左右搖晃身體讓自己慢慢清醒。由於冥想中會有不同於平時的感覺，突然睜開眼活動身體恐會造成不舒服，建議要平靜平穩地結束冥想。

實際進行冥想後，大家可能會發現完全不動和完全不思考比想像中來得困難。或許有人乾脆放棄，任憑身體亂動或胡思亂想，但我還是建議大家努力克制自己的動作和思考，才能讓心中的平靜與強韌逐漸萌芽。

有平靜的心靈，才能在沒有偏見的狀況下看待並接受所有事物，而平靜的心靈也和人性的寬廣度、豐富性有著密不可分的關係。

冥想不需要特別技巧，也並非一定要靜坐在寺院或榻榻米上才算是冥想。冥想可以在任何地方進行，希望大家將冥想變成一種生活習慣，積極融入自己的日常生活中。

參考文獻

- ティモシー・ガルウェイ著、後藤新弥訳·構成《新インナーゲーム》（日刊スポーツ出版社）
- 貝塚茂樹他編《角川漢和中辞典》（角川書店）
- Wynn Kapit, Lawrence M. Elson著、嶋井和世監訳《カラースケッチ解剖学》〈第3版〉（廣川書店）
- 沖正弘著《ヨガの喜び》（光文社）
- 野口三千三著《原初生命体としての人間》（岩波書店）
- M.フェルデンクライス著、安井武訳《フェルデンクライス身体訓練法》（大和書房）
- 野口三千三著《野口体操 おもさに貞く》（春秋社）
- 沖正弘著《生命力強化法》（日貿出版社）
- 橋本敬三著《万病を治せる妙療法－操体法》（農山漁村文化協会）
- B.K.S.アイアンガー著、沖正弘監訳《ハタヨガの真髄》（白揚社）
- ドナ・ファーリ著、佐藤素子訳《自分の息をつかまえる》（河出書房新社）
- THE SIVANANDA YOGA CENTRE著《The New Book of YOGA》（EBURY PRESS）
- T.Alan Twietmeyer, Thomas McCracken著、天野修、千田隆夫、鳥橋茂子監訳、天野修他訳《人体解剖カラーリングブック》（丸善）

瑜伽體式、課程一覽

活化身體，充滿能量　　神經傳導更加流暢　　拜日式　　拜月式

★★★　14分
➡ P.146

★★★　13分
➡ P.150

★★　4分
➡ P.156

★　4分
➡ P.162

貓式　　　　　站姿前彎式　　　　三角式變體　　　　蹲馬步式

★　8分
➡ P.172

★　5分
➡ P.176

★★　4分
➡ P.179

★★★　6分
➡ P.182

臀部走路法　　　蝴蝶式前進法　　仰躺肩膀走路法　　蝦式前進法

★　2分
➡ P.196

★　2分
➡ P.198

★★　2分
➡ P.200

★★★　3分
➡ P.202

嬰兒前進法　　　獵豹走路法　　　　　　　　　　　　　攤屍式
　　　　　　　　　　　　　　　　　　　　　　　　　（Shavasana）

★★　3分
➡ P.204

★★★　4分
➡ P.206

共　通
Basic Lesson
&
Extra Lesson

★　3分
➡ P.118、208

簡介

作者・水野健二
Kenji Mizuno

水野瑜伽學院負責人，NPO法人沖瑜伽協會前副理事長，目前擔任協會講師。自1977年起師事瑜伽（通稱沖瑜伽）權威沖正弘老師。1987年於札幌設立水野瑜伽學院，並且開發獨創的瑜伽系統。在講師培育課程中教導400多名學員，大多數已結業的學員也都活躍於瑜伽界，不是獨立創設瑜伽工作室，就是在健身房擔任瑜伽講師。

- 插畫：桂 早眞花
- 協力：水野ヨガ学院
- 企劃・編輯・執筆協力：高橋知子
- 設計：本澤博子

硬骨頭專用瑜伽大全

出　　　　版／楓葉社文化事業有限公司
地　　　　址／新北市板橋區信義路163巷3號10樓
郵 政 劃 撥／19907596　楓書坊文化出版社
網　　　　址／www.maplebook.com.tw
電　　　　話／02-2957-6096
傳　　　　真／02-2957-6435
作　　　　者／水野健二
翻　　　　譯／龔亭芬
責 任 編 輯／王綺
內 文 排 版／謝政龍
港 澳 經 銷／泛華發行代理有限公司
定　　　　價／360元
初 版 日 期／2021年10月

國家圖書館出版品預行編目資料

硬骨頭專用瑜伽大全 / 水野健二作；龔
亭芬翻譯. -- 初版. -- 新北市：楓葉社文
化事業有限公司, 2021.10　面；　公分

ISBN 978-986-370-313-6（平裝）

1. 瑜伽

411.15　　　　　　　　　　110010750